TÉRCIO ROCHA

PARTÍCULAS DIVINAS

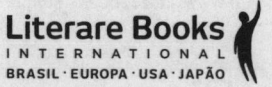

Copyright© 2023 by Literare Books International
Todos os direitos desta edição são reservados à Literare Books International.

Presidente:
Mauricio Sita

Vice-presidente:
Alessandra Ksenhuck

Chief Product Officer:
Julyana Rosa

Diretora de projetos:
Gleide Santos

Diagramação e projeto gráfico:
Gabriel Uchima

Foto da capa:
Christopher Campbell (Unsplash)

Revisão:
Rodrigo Rainho

Chief Sales Officer:
Claudia Pires

Impressão:
Gráfica Paym

Dados Internacionais de Catalogação na Publicação (CIP)
(eDOC BRASIL, Belo Horizonte/MG)

R672p Rocha, Tércio.
         Partículas divinas / Tércio Rocha. – São Paulo, SP: Literare Books International, 2023.
         16 x 23 cm

         Inclui bibliografia
         ISBN 978-65-5922-687-0

         1. Células-tronco – Pesquisa – Aspectos morais e éticos. 2. Bioética. I. Título.

                                                          CDD 174.957

Elaborado por Maurício Amormino Júnior – CRB6/2422

Literare Books International.
Alameda dos Guatás, 102 – Saúde – São Paulo, SP.
CEP 04053-040
Fone: +55 (0**11) 2659-0968
site: www.literarebooks.com.br
e-mail: literare@literarebooks.com.br

MISTO
Papel produzido a partir
de fontes responsáveis
FSC® C133282

AGRADECIMENTOS

Eu gostaria de agradecer a todos os meus pacientes, parceiros de trabalho, professores, amigos, mas especialmente ao amor, ao afeto e ao carinho que recebo do meu filho Mathias, que embora esteja fisicamente distante, é absolutamente presente na minha vida!

Você está em mim, meu filho!

Também quero agradecer todo o cuidado, afeto, carinho, amor incondicional, meiguice, alegria, alto-astral e a presença positiva de Marta ao meu lado. O amor que deu novo sentido à minha existência, após um longo período de lutas.

Meu filho e a Martha são a força motriz que me fez lançar este livro e de ter a coragem de transformá-lo num filme. Sem eles, talvez nada disso existisse, mas com eles, tudo ganha sentido.

Agradeço a Nossa Senhora das Graças, minha mãe de amor, desde menino, para quem eu rezo todos os dias. Nossa Senhora tem sido a minha fortaleza em todos os momentos. Foi Ela quem me trouxe Martha e é Ela quem me dá vida, discernimento, força, vontade de viver e o compromisso de me tornar cada vez melhor, dia após dia.

Graças a Deus e graças a Nossa Senhora!

Muito obrigado!

PREFÁCIO

Queridos leitores,

É com imensa emoção que dou início a este livro dedicado a um homem extraordinário e inspirador: meu pai, Tércio Rocha. Permitam-me compartilhar algumas lembranças e reflexões que ecoam em meu coração.

Ao longo da vida, testemunhei a bravura e a força dele diante das situações mais difíceis. Sua presença foi o alicerce que me sustentou nos momentos desafiadores, e sua sabedoria guiou meus passos em direção à maturidade.

Como médico, ele enfrentou o câncer com coragem e, ao mesmo tempo, trouxe esperança ao meu redor. Suas palavras de incentivo e risos sinceros marcaram cada experiência compartilhada. Além das lembranças que permeiam estas páginas, é importante destacar o envolvimento de meu pai com o fascinante campo das células-tronco. Desde seus dias como estudante de medicina, ele já estava presente nesse promissor universo científico. Acredito que sua dedicação e interesse na área foram fundamentais para compreender o potencial revolucionário das células-tronco e seus impactos na medicina regenerativa. Sua busca incansável pelo conhecimento e pela inovação deixou uma marca indelével em minha vida, mostrando-me a importância de explorar o desconhecido e sempre buscar respostas para os desafios que encontramos em nosso caminho. Esse lado visionário do meu pai ecoa em cada lembrança, e é com orgulho que vejo sua paixão pela ciência como um legado a ser honrado e seguido.

Meu pai sempre foi um exemplo de dedicação ao trabalho, mostrando-me que a perseverança é a chave para alcançarmos nossos objetivos, independentemente dos obstáculos.

Sua empatia e dedicação me ensinaram o verdadeiro valor da compaixão e do respeito pelo próximo. Através das histórias de nossa família, herdei um legado de força e superação que ecoam em minha própria jornada. Cada gesto de apoio e encorajamento que ele demonstrou ao nosso redor, plantou sementes de inspiração que levarei comigo para sempre. Essa faceta inspiradora, ecoa em cada lembrança, e é com gratidão que honro o exemplo que ele representa em minha vida.

Este livro é uma homenagem a meu pai, um verdadeiro herói em minha vida, e expressa o profundo laço de amor e cumplicidade que compartilhamos. Cada palavra é um tributo ao homem que moldou a pessoa que sou e o que aspiro me tornar.

Agradeço a todos que se juntarem a mim nesta jornada de reflexão e inspiração, onde meu pai é o protagonista, e sua sabedoria e bondade são o farol que guia o caminho.

Com amor e admiração,

Mathias Rocha

SUMÁRIO

Capítulo 1
QUEM SOU EU?..9

Capítulo 2
AS CÉLULAS-TRONCO 35

Capítulo 3
O CÂNCER QUE ME DEU VIDA.....................59

Capítulo 4
A REGENERAÇÃO...83

Capítulo 5
CONCLUSÃO...109

BÔNUS...133

Capítulo 1
QUEM SOU EU?

"Temos o destino que merecemos.
O nosso destino está de acordo
com os nossos méritos."

Albert Einstein

Neto de meus avós!

De onde a gente vem? E como é que a gente se forma? Somos resultados do meio em que nascemos e vivemos ou já chegamos a este mundo com uma alma predestinada a se tornar uma pessoa específica?

Eu tive o privilégio de nascer onde nasci e ser parte de uma família de homens muito fortes.

> *"O sangue de meus ancestrais instigado ao solo inspira meu caráter."*
> **Lucas Rego**

Meu avô paterno era um ídolo. Imagine que ele fugiu de casa aos sete anos de idade, porque um dia, observando o céu, questionou a madrasta sobre a mancha que via na lua.

— O que é aquela mancha?

— É São Jorge matando o Dragão.

Indignado, contestou:

— Mas isso é impossível! Não se pode matar o Dragão todo dia e ainda no mesmo horário e no mesmo lugar.

Enfurecida, a madrasta deu-lhe uma surra de tamanco.

O moleque já era homem! Tomou a força do Dragão para si mesmo e fugiu para o mundo. Os tempos eram outros.

Meu avô se refugiou num porto, onde começou a trabalhar em um convés. Se utilizava das poucas moedas que recebia para aprender a ler e a escrever com os marujos.

Com o passar dos anos, se tornou um forte marinheiro e, aos dezessete, descobriu que havia um curso no Exército para se tornar sargento, onde teria casa e comida de graça, além do estudo. Era mais do que havia sonhado.

Ele não apenas se formou sargento, como se tornou um herói de guerra condecorado, por sua participação agressiva na invasão de Monte Castelo. Sabia Geografia como poucos e dava aula de navegação por estrelas. Achava que tudo era frescura.

Uma única vez, eu disse:

— Vô, estou com dor de cabeça!

Ele me olhou de canto e terminou a conversa:

— Na guerra, é importante estar vivo! O resto a gente vê depois!

E eu acho que eu nunca mais tive dor de cabeça perto dele.

...

Meu avô materno era filho de lavradores. Seu pai, meu bisavô, ganhou muito dinheiro com café, cachaça e boi. Aos sete anos, meu avô foi mandado para um internato. Saiu de casa para desbravar o mundo num lugar rígido e autoritário, onde, segundo ele, era um Deus nos acuda. Tornou-se um homem rude, que falava inglês fluente, francês e espanhol.

Meus dois avôs se formaram na escola da vida: um enfrentando guerrilhas e o outro, a rigidez de um internato à moda antiga.

Todo ano eu passava três meses de férias na fazenda, onde tinha o privilégio de absorver a força de meus ancestrais e aprender com eles. O pai do meu avô fazendeiro foi um dos responsáveis pela chegada do Espiritismo no Brasil.

Meu "bivô", como eu costumava chamá-lo, se dizia espiritualista e, sem saber, teve um papel fundamental na minha vida.

Filho de Nossa Senhora das Graças

Eu tenho cinco anos de idade e estou na Fazenda da Chamusca, do conhecido Barão de Lavras, meu tetravô.

Caminho com as minhas pernas ainda franzinas pela enorme sala da minha bisavó Mariana.

Manoel Bandeira, quando internado na clínica de seu pai, fez dois poemas para ela, quando ainda era solteira. Um se chama "*Mariana*" e outro, "*Quando ela passa*".

— Ai, ai...

Respiro fundo e dou a volta na enorme sala de trezentos metros quadrados, observando seu piano e depois seu oratório. Faço uma discreta reverência à imagem de Nossa Senhora das Graças.

Suspiro.

Meu avô atravessa a sala e me observa de canto.

Eu o abordo:

— Vô?

Ele para:

— Fala, Tércio!

Eu me aproximo do oratório e aponto para ele:

— Sabe esse oratório da bivó?

— O que é que tem?

Respiro fundo e confesso:

— Eu gosto de me ajoelhar e rezar aqui.

Ele entorta o pescoço para o lado e sorri:

— Então faça isso.

Ele olha para a imagem de Nossa Senhora das Graças e completa:

— Porque ela existe, meu filho, ela é real.

Meus olhos se enchem de lágrimas, meu coração bate mais forte e me sinto profundamente emocionado.

Suas palavras ficam ecoando na minha cabeça.

"Ela existe! Ela é real!"

Meu avô sai da sala e eu fico sozinho com ela.

Limpo uma lágrima no rosto, bem rápido. Coloco minhas mãos no coração e fico de frente para a Santa. Abaixo levemente o pescoço, tocando o peito com o queixo, dobro o joelho no chão e fecho os olhos.

"Minha Nossa Senhora das Graças, agora eu sei que você existe de verdade, é real. Eu gosto da Senhora como uma mãe. E sempre virei aqui falar com a Senhora!"

Eu me sinto pleno, aos cinco anos de idade, sem sequer compreender a completude dentro de mim.

Abro os olhos e me levanto.

Esse se tornou meu segredo com meu bisavô, numa família metodista tradicional, que não adorava nenhum santo ou imagem, muito menos fazia o sinal da cruz.

Por alguns anos, o oratório da minha bivó Mariana foi o meu refúgio com Nossa Senhora das Graças. Na minha inocência de menino, achava que ela só existia ali.

Quando cresci, descobri que ela também podia ser encontrada em outras igrejas e eu poderia conversar com ela à vontade.

Graças ao meu avô e bisavô, Nossa Senhora das Graças entrou na minha vida para nunca mais sair.

E como eu ia precisar dela...

Filho de meu pai!

Meu pai era militar, tão rude quanto meu avô e duramente realista.

Como não teve muitas opções, com dinheiro mais curto, aos vinte e dois anos, formou-se oficial do exército, criado pelo marujo indignado com a suposta morte diária do Dragão de São Jorge, fantasma que assombra a família até hoje pela precisão geográfica e pontualidade.

Meu pai sempre falava que o dinheiro era pouco e o que sobrasse seria para minhas três irmãs, porque precisava casá-las.

"Eu que me virasse."

Segundo os homens da família, aos sete anos, menino deixa de ser anjo para virar homem.

Não é que eles levaram isso a ferro e fogo?

Quando eu tinha sete anos, meu pai me chamou para almoçar um dia, junto com oficiais, dizendo que precisava levar um papo sério comigo.

— Olha aqui, Tércio, nessa escolinha que você estuda, só sai lixeiro, limpador de rua, taxista, é tudo uma porcaria.

"Minha Nossa Senhora das Graças, eu não quero ser lixeiro!"

Meu pai aponta um colega com o ombro e continua:

— Eu vou conseguir uns livros de um sargento para você, de preparatória do Exército, você vai estudar e fazer uma prova.

— Hum.

Ele me olha ainda mais sério:

— Se você não passar em primeiro lugar e conseguir cem por cento de bolsa, vai continuar na escolinha para lixeiro, está me entendendo?

"Cadê o oratório da minha bivó? O caso aqui é urgente!"

Eu passei a estudar ferrenhamente de manhã, tarde e à noite, debruçado nos livros do sargento.

Não bastassem as previsões nada promissoras para mim, a conversa não terminou ali.

— Tércio?

— Oi, pai?

— Você tem três grandes defeitos para a sociedade, meu filho.

"Ai, meu Deus do céu!"

Ele respira fundo e solta, sem dó:

— Primeiro, você é mulato.

Olho para o meu braço e volto a encarar meu pai, de baixo para cima, que eu não sou besta. Ele continua:

— Segundo, você é feio!
Arregalo os olhos.
"Isso eu não sabia!"
— E terceiro, você é pobre!
"Ai, meu Deus do céu!"
Suspiro.
Mas quem disse que meu pai parou aqui?
Ouço um eco dentro minha cabeça.
"Mulato, feio e pobre..."
A sentença ainda não terminou:
— Sua única arma é a inteligência, ou você aposta nisso e em cultura para ganhar seu lugar nesse mundo ou vai vender picolé da Kibon!
— Eu não quero ser sorveteiro, pai!
Penso no cara que buzinava o dia inteiro passando pelas ruas vendendo picolé debaixo do sol e incomodando com aquele barulho horroroso. Era pior do que a surra de tamanco.

O pavor desse futuro tenebroso me tornou um estudante profissional, tanto que passei em Medicina já no primeiro ano do segundo grau, depois no segundo e no terceiro, indo em seguida para a Federal como aluno bolsista. Mas isso depois do trauma que fui obrigado a superar sobre a fazenda.

Em todo o meu caminho, com a história do Dragão, da surra de tamanco e o medo de virar lixeiro ou sorveteiro, entendi que homem frouxo na minha família não tinha vez. E eu que não iria ser o primeiro.

Meus dois avôs sempre diziam:
— A pior coisa do mundo é homem frouxo!
E eu comprei essa briga!

Meu avô adorava contar a história do pai dele, que dizia mais ou menos assim: "Um dia, meu bisavô estava trabalhando, quando perdeu um braço no moinho. Diz a lenda que, duas horas depois, ele estava lá novamente trabalhando com o outro braço, firme e forte. Por isso, até hoje, quando um homem reclama de dor na família, se pergunta:

— O que está doendo dói mais ou menos que perder um braço?

— Dói menos.

— Então segue em frente. Já tem muito frouxo nesse mundo, Deus precisa de você para ir além do frouxo.

"Deus me livre de ser frouxo!"

O homem que seria fazendeiro e não foi!

Admiro o horizonte, quando um pássaro cruza o céu à minha frente.

Coloco as mãos na cintura e respiro fundo:

— Um dia eu vou cuidar de tudo isso aqui e triplicar o valor desse lugar!

Dou meus passos pela grama, altivo e orgulhoso.

Suspiro e fecho os olhos por um instante. Sinto o cheiro de mato, o vento e som dos passarinhos.

— Ahhhh.

"Isso aqui é vida!"

Eu fui criado com a presença constante dos meus avós e bisavós, toda a história de vida de meus ancestrais é contada, recontada e revivida nessa fazenda. Tem uma aura em torno desse lugar e energia tão fortes que me contagiam desde a primeira vez que sou capaz de me lembrar que pisei aqui.

Eu, o menino mulato, pobre e feio, estou pronto para matar o Dragão e provar a Deus e ao mundo que não vim a este mundo para ser mais um frouxo.

Solto em voz alta:

— Deus me livre de ser frouxo!

"Mulato, feio e pobre ainda vá, mas frouxo nunca!"

Faço o sinal da cruz e sigo com a minha caminhada.

As minhas caminhadas na fazenda não eram simples passadas, mas momentos em que eu me sentia um com a natureza. O local sagrado da extensão de mim mesmo: o nascer e o pôr do sol, o vento no final da tarde, o céu, o cheiro, as árvores, a casa, a imensidão da lavoura e cada pedacinho e detalhe que absorvia a todo instante.

Eu estava pronto para ser o dono daquilo tudo, não por uma questão de propriedade, mas de vida. A fazenda era minha casa, meu corpo, as histórias dos meus antepassados, quem eu era no presente e todo o futuro que já havia vislumbrado para mim.

...

Eu estou em casa, estudando em meu quarto, planejando as férias, aos dezesseis anos, quando o meu pior trauma acontece.

Meu pai chega, parece sério e triste.

— O que foi, pai?

Ele me olha endurecido:

— Seu avô vendeu a fazenda.

Dou um pulo da cadeira:

— O quê? Como assim, vendeu a fazenda? Não pode.

— Ele vendeu, Tércio.

Percebo meu corpo se contorcendo, rejeitando a informação por completo.

"Isso só pode ser um pesadelo, não é verdade."

— Pai, eu ia ser o dono daquela fazenda, ia triplicar o que tinha lá, não é possível!

Meu pai bate no meu ombro:

— Volte a estudar, Tércio!

Ele sai.

"Como assim, meu avô vendeu a fazenda? A minha fazenda!"

Atordoado, ando de um lado para o outro, numa dor que se mistura à minha própria alma. Todos os meus sonhos morriam ali, naquele instante.

Lembro de meu avô dizendo que ia me deixar a melhor herança de todas, que não seria a fortuna, mas a conquista.

"O que ele quis dizer com isso?"

Eu iria descobrir.

O mulato, feio e pobre na trajetória do herói

A venda da fazenda foi um choque, daqueles que desnorteiam e fazem sumir o chão, eu não sabia o que fazer, mas uma força dentro de mim gritava por um novo rumo.

Eu podia ser mulato, feio e pobre, mas frouxo e sem rumo jamais.

Se o meu avô saiu de casa aos sete anos por causa da surra de tamanco devido a sua grande verdade sobre o Dragão, eu é que não ia ficar chorando a destruição dos meus sonhos e de toda a minha vida.

Eu tinha algo a reconstruir a partir dali.

Foi logo em seguida, ainda aos dezesseis. Tinha guardado dinheiro criando bois e cavalos, que então decidi vender para conhecer o mundo: fui para os Estados Unidos, Canadá e Europa.

Eu não sabia, mas iniciava a minha primeira trajetória do herói.

...

Eu estou passando uns dias em Long Island, nos Estados Unidos, na casa de um tio.

— Ai, ai...

Sinto a água por todo o meu corpo.

Respiro fundo e aprecio o bem-estar.

Todos os dias, eu venho para a Brown University para nadar e estudar na biblioteca.

Estou na borda da piscina olímpica, após nadar dois mil metros, e observo um treinador orientando seus atletas, todos do Canadá.

"Será que são bons nadadores? Posso estar nadando com um campeão na mesma piscina e nem sei?"

Decido conversar:

— Com licença. Como você faz a preparação dos seus atletas?

— Ah, eles têm uma dieta balanceada, não agridem o corpo, dormem bem e treinam todos os dias.

— Hum. Como é isso?

— Trabalhamos com antioxidantes.

"Antioxidantes? Que raios será isso?"

— Como é que eles funcionam?

O preparador atenciosamente me explica a Teoria dos Antioxidantes e temas sobre os radicais livres, e apesar de não compreender muito bem, me sinto muito interessado.

"Então existe alguma coisa que meus avós poderiam ter utilizado para pararem de enferrujar?"

Sim, mas naquela época muito pouco se sabia a respeito.

Eu finalmente entendi o porquê de toda a minha viagem para fora do Brasil. A dor da venda da fazenda me despertou um chamado para algo que eu ainda não sabia o que era. Sair de casa em busca de um novo rumo me fez enxergar, naquele exato momento, dentro da piscina, o que eu iria fazer da minha vida.

"Eu vou é ser médico! Já que não consegui salvar meus avós da ferrugem, vou salvar outras pessoas!"

O aspirante a médico!

Depois que retornei ao Brasil, decidi levar a sério a minha função na sexta geração de médicos na família.

"*Se não seria fazendeiro, nem político, como tanto me falaram, então vou ser doutor!*"

Entrei para a Faculdade Federal Fluminense em Niterói e me tornei um aluno tão "cdf" quanto na época em que utilizava as apostilas do sargento para não virar sorveteiro.

O medo de me tornar frouxo era um aliado! O Dragão tinha hora e lugar marcado para morrer. Já eu tinha vinte e quatro horas para lutar e sobreviver contra o fato de ser mulato, feio e pobre.

"*Deus me ajude!*"

...

Eu estou na biblioteca, mais uma vez estudando, enquanto meus colegas fazem questão de festas, bebedeiras e drogas. Por algum motivo, eu nunca gostei de muvuca e esse tipo de coisa, o que me foi muito bom, pois não deteriorei meu corpo e usei do tempo para me aprofundar ao máximo nos livros de Medicina.

Estou lendo mais um livro sobre endocrinologia, que fala sobre a obesidade como doença.

Solto:

— Não é possível que um indivíduo coma apenas por sem-vergonhice.

Aponto para o livro:

— Mas é o que estão dizendo aqui.

"*Tem que ter algo por trás da comilança, que faz a pessoa comer como se fosse um vício. É isso!*"

Respiro fundo e solto o ar com força, contrariado com a informação.

Foi ali, logo no início da faculdade, nas visitas à biblioteca, que sem saber comecei a cunhar a minha tese de Compulsão por Hidrato de Carbono, a qual defendi alguns anos depois, com louvor, na Sociedade Brasileira de Psiquiatria.

Numa época em que as pessoas acima do peso sofriam *bullying*, praticamente como um rito social, eu já percebia uma relação de dependência com o ato de comer. Felizmente, algo que se transformaria anos depois e muito graças à tese que defendi.

Se a ferrugem do tempo não podia levar os idosos antes deles apreciarem uma boa terceira idade, as pessoas acima do peso também não tinham que pagar o preço do constrangimento e humilhação por estarem num círculo vicioso e desconhecido.

Felizmente, os dias incontáveis de leitura e de luta do "mulato, pobre e feio", na qual fui colocado pelo meu pai, me levaram bem além do que poderia supor.

O Golden Slave!

Ainda antes de defender a minha tese, fui para a Europa estudar e me aperfeiçoar. Em Londres, aos vinte e quatro anos de idade, fui trabalhar no que lá eles chamam de *Farm*, pequenas fazendas que mais se parecem com asilos de idosos, dementes, depressivos, obesos e pessoas para as quais a sociedade não encontrava uma solução. Em palavras rudes: era um depósito de pessoas supostamente enfermas, mas não era bem assim.

Eu atuei clandestinamente como enfermeiro, era um subemprego, já que meu diploma não era reconhecido no país, mas, ainda assim, tive uma das experiências mais significantes do início da minha carreira.

A *Farm* tinha sofás de feltro, muitos tapetes espessos, vários idosos inertes com cobertores de lãs, inchados e avermelhados.

— *What the hell...?*

De cara, eu percebi que o problema era excesso de ácaro no ambiente, isso provavelmente causava inflamação nos idosos e, consequentemente, eles estavam com os organismos lotados de corticoides.

Um idoso em especial me chamou a atenção, de origem judaica e que tinha sido banqueiro, naquele momento, com o banco presidido pelo filho. Mister Robert, 79, estava numa cadeira de rodas, com uma coberta sobre as pernas. Eu me concentrei nele, para entender o problema, e descobri que ele não tinha nada. Como o seu quarto era longe da sala, então o colocaram na cadeira, para sua comodidade, e ele nunca mais andou: zona de conforto.

Aquilo gritou na minha cabeça e eu dei início a uma revolução dentro da *Farm*: retirei os tapetes e cobertores, desliguei o aquecedor, tirei os idosos da sala e fiz com que eles andassem e praticassem atividade ao ar livre.

Como do lado da *Farm* tinha um haras pequeno, de cerca de trinta mil metros quadrados, a apenas cento e oitenta metros dali, eu propus que todos caminhassem até lá, para escovar os cavalos, e argumentei que o cheiro faria bem a eles, bem como estar com os animais.

Eu virei uma excentricidade:

— *Look there, the crazy Brazilian Doctor!*

Mas eu não me importei, comecei a andar com os idosos até o haras, dava água para os cavalos junto com eles e convenci o gerente da *Farm* a trocar o estofamento dos sofás, deixar as janelas abertas, mudar o material de limpeza e permitir ventilação nos quartos.

O resultado foi a diminuição do uso de corticoides e anti-inflamatórios. Inseri doses diárias de Vitaminas C, D, E e chás naturais, e o resultado foi a saúde deles melhorando visivelmente.

Robert ou Bob, como eu passei a chamá-lo, tinha tipo de pele um, que é extremamente branca, enquanto eu, o mulatinho pobre e feio, era tipo três. Daí para o *bullying* se tornar europeu, foi um pulo:

— *Hey, gold slave, let's go for a walking!*

— *Hey, Bob! Your gold slave will become your gold dream!*

Eu me tornei escravo! Escravo, não! *The gold slave*, que é mais chique!

Um dia, voltando do haras com o Bob, vi dois veículos *Rolls-Royce* e um homem assustado, olhando em nossa direção.

Era o filho do Bob:

— Dad, what are you doing?

— Hey, son, I brush the horses two times a day now, the funniest thing ever, thanks to my gold slave here.

E apontou para mim. Bob também pescava num laguinho em frente à *Farm*, o que mais gostava de fazer quando era jovem, e motivado por mim, retomou sua rotina diária, mesmo quando todos pensavam que ele mal podia andar.

O filho ficou surpreso, achou que o pai não caminhava mais, já que não o via andar há cerca de dois anos. Quando, na verdade, Bob só estava na lei do desuso.

Era contra tudo isso que eu queria trabalhar. Eu não salvei a vida dos meus avós, mas ia melhorar a vida de muita gente.

Outra coisa que me chamava a atenção, já naquela época, era a idade de Londres e Paris. Essas cidades têm cerca de mil anos a mais do que o Rio de Janeiro, porém elas não parecem uma cidade velha, mas uma cidade antiga, enquanto o centro do Rio é novo, mas parece velho. Ou seja, se a gente cuida de um portão de ferro, ele não enferruja. Isso podia se aplicar aos idosos: eles têm que ser cuidados com antioxidantes! Bingo!

O estudante de células-tronco

As células-tronco entraram na minha vida quando eu ainda era um estudante de Medicina e eu tive o privilégio de, no quinto ano, participar de um projeto de pesquisa da renomada doutora Neide Kalil Gaspar, dermatologista, pesquisadora e uma das maiores cientistas do Brasil.

Eu estou no sexto ano da faculdade.

Na clínica da doutora Neide, sala de cirurgia: um cirurgião segura um foco de luz e outro uma câmera antiga, daquelas bem pesadas. Eu era o estudante que pedia para assistir a tudo.

A doutora Neide está no meio de uma cirurgia.

— Estamos quase acabando esse lado, senhores.

Silêncio.

Ela está finalizando um lado do rosto do paciente e evidentemente precisa que um dos médicos a ajude a finalizar o outro lado.

Olho para eles.

"Como eles vão fazer?"

Atrevidamente, eu ouso:

— Doutora Neide, a senhora me permite?

Ela me olha:

— Você, Tércio?

Respondo com precisão:

— Eu vou em derme de dois a quatro milímetros.

Ela me desafia:

— Faz, que eu quero ver!

Pego os instrumentos e sinto uma emoção invadir aquela sala, porque nem cabia dentro de mim.

Faço com gosto tudo o que tenho de fazer.

— Muito bem, doutor!

— Obrigado, doutora!

Foi a primeira vez que fiz um rosto.

O mulato, feio e pobre estava atuando em cirurgia com uma das maiores pesquisadoras em dermatologia do país e ainda nem era formado.

Pode imaginar o tamanho do meu orgulho?

...

A minha trajetória com as células-tronco foi a oportunidade que me propiciou futuramente transformar a vida de muita gente. Se no passado, como um menino sem conhecimento, eu sonhava mudar o destino de meus avós, agora eu sabia que poderia alterar o de inúmeras pessoas.

Então, dali em diante, tudo iria mudar.

Chamo as células-tronco de Partículas Divinas, porque elas realmente são como células mágicas, é isso mesmo. Dentre tantas células que temos em nosso corpo, elas sãos as únicas capazes de se dividirem, se multiplicarem e se adaptarem a qualquer tecido.

O que isso quer dizer?

É como se fosse o Quinto Elemento, o Santo Graal ou o próprio Elixir da Vida, tamanha a sua importância e capacidade.

Quando nascemos, já carregamos essas células. Elas surgem no ser humano, na fase embrionária e após o nascimento, todos os órgãos do corpo humano possuem células-tronco que os regeneram diariamente até o último dia de sua vida.

Ou seja, elas atuam como renovadoras de qualquer parte do corpo no decorrer da existência, mas quando utilizadas na medicina, se tornam ferramentas poderosíssimas, pois podem ser utilizadas para restaurar qualquer órgão que se precise, como o coração, além de outras patologias como o Mal de Parkinson, Alzheimer e doenças degenerativas.

Quando uma pessoa morre e se diz que ela sofreu falência múltipla dos órgãos, isso apenas significa que acabaram suas células-tronco. Nascemos com um número específico dessas células, que irão nos acompanhar por toda a vida, nos fazendo crescer e nos regenerar todos os dias, além de nos restaurar a cada ferimento e doença, mas a partir de cerca dos vinte e oito anos de idade, um declínio começa a acontecer naturalmente, que nos acompanha até o instante final, quando as células acabam.

Na minha trajetória de vida e profissional, tenho tido o privilégio de desde cedo acompanhar a história das células-tronco no Brasil, desde importantes descobertas num pequeno laboratório no Rio de Janeiro, de forma inusitada, na ortopedia e cardiologia, até os dias de hoje, onde utilizo essa dádiva para curar doenças, rejuvenescer mulheres ou ainda trazer de volta aos homens sua capacidade máxima na vida afetiva, melhorando seu desempenho sexual através da retonificação peniana.

Parece mágica para você?

Acredite!

É mais ou menos isso!

O meu desejo de desenferrujar meus avós era tão forte e genuíno que, não tendo o conhecimento quando menino, me gerou indignação tão grande que me impulsionou a lutar contra isso. Eu consegui!

Imagino que de algum lugar meus avós, bisavós e toda a minha ancestralidade olhem para o que faço agora com orgulho.

Fiz pela dona Carmem o que teria feito por eles se naquele tempo eu soubesse: eu a desenferrujei!

Carmem Hoffman

"Quem é Deus?"

Olho para o céu e balanço a cabeça para os lados, depois olho para o chão. Sinto uma pontada intensa no meio das costas:

— Ai...

Uma das tantas dores diárias invade o meu corpo e me faz procurar um banco para me sentar. Respiro fundo, dando passos com dificuldade.

"Será que eu peço ajuda?"

Olho para os lados e não vejo ninguém.

— Pudera! Não são nem oito da manhã.

Eu me sento e encaro a imensidão do mar. A dor fica mais forte.

Seguro as costas com uma das mãos e me apoio na outra sobre o banco.

Respiro fundo e solto devagar, como já aprendi a fazer nas meditações de relaxamento.

"Calma, Carmem. Vai passar!"

Olho para o céu:

— Vai passar?

Respiro outra vez e fecho os olhos por alguns instantes.

"Onde está Deus? Ele existe?"

Ouço o barulho do vento chacoalhando as árvores, bem como as ondas do mar rebentando a minha frente. Respiro uma terceira vez e abro os olhos para a imensidão diante de mim.

Não sei se Deus existe, mas pergunto todos os dias há oito anos sobre a sua existência. Talvez as dores que sinto sejam para que eu realmente me questione: por quê? Por que eu? E por que algo que ninguém pode ver e por isso não compreendem?

Meu olhar cai em direção ao chão, no constrangimento e na vergonha de carregar tantas dores, reclamações e angústias.

"Estou cansada!"

Olho, tentando alcançar o horizonte:

— Oito anos não é tempo demais? Até quando?

Eu me acomodo melhor no banco, após a dor dar uma trégua. É sempre assim, vem do nada, passeia pelo meu corpo e brinca comigo e com os tantos médicos que não sabem dizer o que tenho.

No auge de uma terceira idade saudável, já tentei medicina alternativa, horta natural em casa com plantas medicinais, relaxamento, exercícios, os melhores médicos, clínicas, hospitais, exames, mais médicos: nada! Novos médicos, novos exames, porém sem resultados.

Penso que tudo isso poderia acabar aqui, aliás, várias vezes esse pensamento me invadiu, se não fosse pela minha pequena *Frosh*, talvez eu já tivesse ido. Penso nos seus pés e mãos gelados como o motivo de chamá-la de "sapo", em alemão.

Sorrio.

"E pensar que nunca comentei sobre minhas dores com ela. Sempre brincamos de correr, esconde-esconde, mas nunca a deixei perceber o meu sofrimento. Primeiro, ela não iria entender. Segundo, quero que ela guarde na lembrança a avó maluca que a fez muito feliz. É isso!"

Meu telefone vibra. Leio a mensagem na tela:

[07:51] Yasmin: vó, onde vc tá?

Sorrio de orelha a orelha. Digito:

[07:52] Carmem: vou demorar um pouco, Frosh!
[07:52] Yasmin: vc vai me ajudar a fazer brigadeiro hj!

Sorrio e volto a olhar para o oceano.

Minha neta e minha filha têm sido o esteio que me mantém de pé.

Olho o relógio e me levanto. Sigo para receber mais um resultado de exame.

Suspiro!!

— Mais um...

Caminho refletindo as minhas dores, como faço todos os dias, até o momento em que estou diante dele: meu ginecologista.

— E então, doutor? Alguma luz sobre o meu caso?

Ele sorri:

— Sim, dona Carmem, o que a senhora tem é fibromialgia!

— Oi?

Estou boquiaberta, de olhos arregalados, e me sinto confusa, num misto de alívio e indignação, enquanto ele continua falando.

— O senhor descobriu o que eu tenho?

...

Ele assente e começa a explicar sobre a minha condição, satisfeito por sua descoberta. Ele fala fervorosamente sobre a síndrome, explicando que ela se manifesta com dores pelo corpo todo, principalmente na musculatura, causando um quadro tão sofrido, que costuma levar os pacientes à depressão.

"Mas isso eu já sabia. Há oito anos..."

Ele segue com várias explicações.

Pergunto um tanto chateada:

— Mas parece que não há muito o que eu possa fazer. Doutor, é isso mesmo?

"Parece uma sentença!"

A vida segue, e apesar da gratidão, tudo continua girando em torno das dores. Ainda assim, por algum motivo, eu não aceito o que ouvi como um fim. Faço pesquisas na Internet e busco sobre um tema que já havia chamado a minha atenção.

— Células-tronco!

Encontro um vídeo de um médico especialista, que está falando com uma dermatologista sobre os processos de rejuvenescimento com células-tronco. Ele fala das inúmeras possibilidades de cura através das células-tronco com o tratamento inovador. Imediatamente anoto seus dados e ligo para agendar uma consulta em outra cidade.

"Deus existe?"

Não passa muito tempo e eu estou diante dele:

— E então, doutor Tércio? Existe cura para a fibromialgia com células-tronco?

— Dona Carmem, as células-tronco curam tudo, minha querida! Exceto câncer!

Ele sorri de uma forma contagiante, com um sotaque carioca e tom de voz gentil, o qual não estou acostumada a receber dos tantos médicos com os quais me consultei. Ele me conta suas histórias e me dá esperança:

— As células-tronco vão mudar o mundo, dona Carmem!

Ele fala, fala... e explica uma infinidade de coisas com um nível de inteligência constrangedora, e com informações que me parecem demais para processar.

Suspiro e fico atenta, embora atordoada por dentro.

"Será uma luz no fim do túnel? A minha luz?"

Confesso que preciso de tempo para absorver o que ouvi. Não apenas as informações mexeram comigo, mas o carinho que vi e senti naquele médico, como nunca antes, em nenhum outro.

"Porque é tão difícil acreditar, Carmem?"

Suspiro e falo comigo mesma:

— Oito anos, oito anos...

Entro numa fase diferente de reflexões, pois se antes eu pensava sobre os motivos de estar naquele quadro, agora eu tinha que enfrentar os meus receios, pensamentos e emoções que me preencheram a partir dali. Não aconteceu da noite para o dia, mas eu decidi acreditar no caminho das células-tronco.

Uma relação de confiança e admiração começa a ser estabelecida numa troca de mensagens, que me fazem confiar e gostar do médico cada dia mais.

"Mas como assim, ele já me respondeu?"

Eu mando mensagens para ele em diferentes dias e horários, ele sempre responde com um carinho e alegria que não sou capaz de compreender. Preciso de tempo até para assimilar que a demora para esta compreensão se dá pelo fato de que eu nunca tinha conhecido um médico como o Tércio. *"Quiçá uma pessoa como ele."*

É difícil acreditar, mas uma benção, que parece resgatar a minha fé. Em 11 de junho de 2021, fiz a primeira infusão, com 100 milhões de células-tronco. Eu sabia que, ainda assim, não teria resultados imediatos, mas que todas as melhoras prometidas começariam a surgir três meses depois.

"Para quem esperou oito anos, o que são meros três meses?"

A vida continuou igual: as caminhadas de manhã, meus questionamentos sobre Deus, minha *Frosh* e sua alegria única pela vida.

Três meses se passam e eu mal percebo, até que me dou conta de que algumas dores deixam de me fazer companhia.

— *Está funcionando!*

A minha recuperação física começa a acontecer de forma rápida: melhora a minha qualidade de sono, humor, movimentos, apetite, pele, cabelo, tudo parece se transformar da água para o vinho, num processo que na percepção de quem aguardou oito anos por um diagnóstico, ainda se espantava com uma cura tão rápida e fácil.

Eu percebo a minha transformação. Aos poucos, vou deixando de ser uma mulher séria e fechada para me tornar uma pessoa alegre, leve, de bem com a vida outra vez. Tudo mudou! Por dentro e por fora! O meu emocional não se recupera no mesmo ritmo, mas segue meu corpo, ainda que a passos mais lentos.

Eu ainda me questiono, reflito e não compreendo:

— Deus existe?

Doze meses se passam e eu vou para a segunda infusão de células-tronco, quando tenho o privilégio de estar em sua presença mais uma vez.

Olho o sorriso único e uma alegria de viver, que parecem inabaláveis.

"Dr. Tércio lutou vinte e um anos contra o câncer e é feliz assim? Como pode?"

Tércio se aproxima:

— Você está curada, Carmem!

Ele toca a minha mão e me olha com ternura. Eu me emociono profundamente. Abaixo a cabeça.

— O que foi, Carmem?

— Não encontro palavras para agradecer o senhor.

Ele sorri:

— Agradeça a Deus, Carmem. Eu sou só uma ferramenta.

— Mas eu nem sei se acredito em Deus.

Ele me olha no fundo dos meus olhos:

— *Senhor, que és o céu e a terra, e que és a vida e a morte! O sol és tu e a lua és tu e o vento és tu! Tu és os nossos corpos e as nossas almas e o nosso amor és tu também. Onde nada está tu habitas e onde tudo estás – (o teu templo) – eis o teu corpo.* Fernando Pessoa.

Suspiro e sinto lágrimas em meus olhos.

Ele continua:

— Sabe o mar que a senhora aprecia todas as manhãs?

Assinto.

— E as árvores balançando com o vento?

— Ele está lá, dona Carmem, todos os dias, andando ao seu lado. A senhora só não viu.

Não consigo dizer nada. E ele termina:

— Quando a senhora voltar para casa e fizer sua próxima caminhada, dê uma olhada melhor. Ele está lá!

Minha vida segue renovada, num caminho de gratidão, paz e uma infinidade de sensações, como num renascimento.

Eu volto para o mar, me sento no mesmo banco e faço como ele pediu...

Respiro profundamente e fecho os olhos por alguns instantes.

"Não há dor, não há dor... Nenhuma mais!"

Abro os olhos e vejo o céu, o mar, sinto o cheiro da maresia. Viro o rosto em busca das árvores balançando seus galhos e folhas.

— Sim, sim, sim!

Eu me levanto e sinto algo invadir meu corpo, parecido com uma alegria, e celebro:

— Sim, sim, eu sinto!

Olho tudo outra vez: o céu, o mar, as árvores, sinto o vento...

— Sim!

Junto minhas mãos na altura do coração. Reverencio a imensidão ao meu redor;

— Obrigada!

Caminho com o maior sorriso que pude sentir até hoje e suspiro...

"Deus existe!"

Doutor Tércio não salvou apenas o meu corpo de uma doença que me torturava há anos, mas salvou a minha esperança, quando se apresentou para mim. E quando me mostrou Deus, eu entendi de onde vinha sua força e energia única. Que Deus o abençoe para que continue salvando pessoas. Por dentro e por fora!

Obrigada!

Capítulo 2
AS CÉLULAS-TRONCO

"A melhor maneira que o homem dispõe para se aperfeiçoar é aproximar-se de Deus."

Pitágoras

Células-tronco e medicina regenerativa

Desde criança, eu fui impactado pelo envelhecimento. Não que eu sentisse o peso dos anos em minhas costas, porque eu ainda era um menino, mas ver meus avós enferrujando me causava inquietação e indignação, que, naquela idade, mal sabia compreender, tampouco explicar.

E eu até rezava para Nossa Senhora das Graças, mas Sua luz se fazia justamente por meio da perturbação que caía sobre mim. Hoje, eu compreendo como Seu milagre se fez: Ela me permitiu o sofrimento constante para que na dor eu trilhasse o caminho que estava destinado a seguir.

O incômodo nunca deixou de existir e, assim, se tornou o meu propósito de vida. O sentimento estava lá, gritando, latejando como um dedo queimado a cada segundo, que me forçava a refletir sobre o assunto.

— Mas por que, Minha Nossa Senhora das Graças? Por que eu não posso salvar meus avós? A Senhora salva os dois por mim?

Então, a minha vida girou em torno disso. Eu nunca deixei de pensar em meus avós, porque eu não fui capaz de salvá-los e esse era o fardo que trazia em meus ombros. Eu ainda não sabia, mas por causa deste peso, eu ia transformar as vidas de outras pessoas! Inclusive a minha!

Nesse trajeto de indignação sobre o que causa mal-estar nas vidas das pessoas, além do envelhecimento, veio a minha percepção sobre a obesidade, o que me levou a escolher a área de endocrinologia. Fui o defensor da tese de Compulsão por Hidrato de Carbono, constatando que as pessoas não comem em excesso por preguiça ou sem-vergonhice, mas pelo vício ao carboidrato.

Tempos depois, trabalhei com estética na França e no Brasil, e apesar do contato com células-tronco desde a universidade, só depois finalmente comecei a trabalhar com elas, que são a ferramenta mais eficiente para transformar as vidas dos pacientes, seja em relação ao corpo, aparência, estado mental, emocional, neurológico ou o que for. As células-tronco fazem o serviço completo! São a luz do futuro da humanidade!

Então por que é preciso falar sobre células-tronco e medicina regenerativa?

...

Escrever sobre medicina regenerativa e a história das células-tronco no Brasil é trazer a medicina regenerativa para o público, despertar seu interesse sobre como esse conhecimento pode influenciar as vidas das pessoas, para que elas vivam melhor.

> "A medicina regenerativa não garante dias de vida a mais, mas garante mais vida nos dias que já se tem."
>
> **Tércio Rocha**

É um milagre! À nossa disposição!

Eu fui muito abençoado por Deus e por Nossa Senhora das Graças. É minha missão compartilhar o meu conhecimento e dar o meu melhor, como médico e agora como especialista em medicina regenerativa.

Se temos esse milagre, por que pouco se fala sobre ele? Por que as células-tronco só ficam à disposição de poucos? Não é por acaso!

Numa sociedade onde uma parte ainda nega o poder e a veracidade dos tratamentos com células-tronco e outra desconhece, por motivos alheios bastante tendenciosos, é preciso que alguém se arrisque e exponha o assunto polêmico, que simplesmente nem é percebido pela maioria.

— Sim, e este alguém sou eu: o mulato, feio e pobre, que se recusou a ser frouxo!

Posso ouvir a voz do meu bisavô em meus ouvidos:

"Tem muito frouxo nesse mundo, meu filho. Deus precisa de você para ir além do frouxo."

Por isso, essa é uma das razões deste livro e do documentário Partículas Divinas: trazer à superfície um bem para a humanidade, que está aí e vai estar cada vez mais, mas que neste momento está sendo impedido de ser visto e utilizado por interesses econômicos que não são da maioria, pelo contrário.

A indústria farmacêutica e a era da informação

Nós estamos vivendo um momento incrível na história deste planeta, quando as informações são tantas, que nem toda uma vida dedicada a elas torna possível a absorção de tudo que pode ser lido e aprendido através de um simples toque de dedos ou do clique de um mouse.

A informação se tornou pública, democrática, de fácil acesso, abundante, e que pode ser checada em vários sites do mundo inteiro. Por exemplo: se eu descubro um remédio que não é produzido ou autorizado no Brasil, mas sei que esse medicamento é distribuído legalmente na Alemanha, eu posso me informar por meio de sites alemães, sabendo falar alemão e/ou inglês ou ainda utilizar a ferramenta Google Tradutor.

Tudo ficou muito simples, fácil e rápido!

Apesar de ao mesmo tempo vivermos uma era em que as pessoas querem tudo pronto e não estão dispostas a fazer pesquisas e checar a veracidade dos fatos e ou informações, a possibilidade existe e está à disposição de todos. Informa-se quem quer!

Para uma pessoa consciente, madura, dotada de inteligência e vontade, buscar conhecimento e checar essas informações, para tirar suas próprias conclusões, é um caminho cada vez mais fácil e sem volta, porque esse montante de informação é extraordinário e nos tira do lugar-comum. O conhecimento e o acesso a ele nos dão poder: universitário, profissional, pessoal, comercial, artístico, farmacêutico, de saúde, e dentre tudo o que se pode imaginar.

Todo medicamento, imunobiológico, pesquisas, estatísticas e casos de pacientes podem ser pesquisados por meio da Internet, pois o que não falta são informações.

E no auge do desenvolvimento da ciência humana, a indústria farmacêutica não consegue mais sufocar algumas verdades.

Títulos da indústria farmacêutica x imunobiológicos

A indústria farmacêutica tem hoje 15.860 títulos em medicamentos. O que isso significa? Um determinado analgésico pode ser considerado um título, bem como um anti-inflamatório, um antibiótico, um quimioterápico e assim sucessivamente, num total de 15.860.

Neste momento, uma ramificação da indústria farmacêutica vem ganhando destaque no mercado, a que trabalha com imunobiológicos utilizados no tratamento contra o câncer, que nada mais são que anticorpos contra uma determinada proteína X ou de um câncer Y etc. Ou seja, não são medicamentos comuns, carregados de drogas e efeitos colaterais, mas produtos baseados em elementos do nosso próprio corpo, que naturalmente somos capazes de produzir, assim como as células-tronco.

O número exato desses produtos imunobiológicos é de 75. Veja: apenas 75 produtos perto de 15.860, porém esses 75 já correspondem a 25% do montante arrecadado pela indústria farmacêutica. Qual a tendência que podemos perceber nessa surpreendente proporção?

É um salto dos imunobiológicos! E eles funcionam na mesma direção que as células-tronco! Parte-se da cura através do próprio corpo, de elementos biológicos!

Células-tronco na pandemia da Covid-19

Hoje, a indústria farmacêutica já utiliza as células-tronco para fabricar medicamentos, mas nem todos os países aprovam, distribuem e permitem esse tipo de produto, sequer divulgam a sua existência. Há questões da indústria, políticas e de interesses envolvidas nesse assunto. Por isso, os produtos com células-tronco acabam sendo destinados a poucos privilegiados que podem pagar o seu preço e que têm acesso a essa informação ainda restrita, e praticamente de elite.

Uma prova disso é o que aconteceu durante a pandemia da Covid-19, quando no início do ano de 2020, um laboratório lançou um produto que nada mais era do que 18 milhões de células-tronco para serem aplicadas para as sequelas pulmonares dos pacientes de pós-Covid.

Nesse produto, continham oito milhões de células-tronco ao custo de 20 mil dólares. Mas por que esse número tão baixo, se o laboratório tinha conhecimento de que seria necessário usar 100 milhões de células-tronco? Bem, com isso, eles arrecadariam no mínimo cem mil dólares por paciente, até o início de um resultado.

As pessoas estavam desesperadas, não sabiam o que fazer em meio a um episódio inédito, desconhecido e incerto da história, vivendo o horror de uma pandemia, com informações desencontradas, medo, pânico, hospitais lotados, pessoas morrendo no caos que se instaurou. O quanto as pessoas estariam dispostas a pagar para salvar suas vidas ou das de entes queridos? Nessas horas, as pessoas dão tudo o que tem e um pouco mais. Foi isso que aconteceu.

Todos os afetados podiam morrer sufocados, antes, durante ou após a Covid-19, dependendo do quanto o pulmão de cada um foi atingido. E, nos piores casos, sobrevivia quem tinha dinheiro. Havia uma possibilidade para quem estava com o pulmão comprometido e para quem podia pagar, que era o uso das células-tronco. Resolvia-se o problema, com um restabelecimento que parecia acontecer como mágica, se comparado aos que não tinham acesso a esse remédio e sequer a informação de que ele existia.

Até que ponto uma situação dessas parece justa para você?

Fontes:

https://www.r-crio.com/blog/celulas-tronco-no-tratamento-da-covid-19/

https://coronavirus.unifesp.br/noticias/celulas-tronco-sao-usadas-em-terapia-contra-covid-19

Juramento Médico

"Juro solenemente que, ao exercer a arte de curar, mostrar-me-ei sempre fiel aos preceitos da honestidade, da caridade e da ciência. Penetrando no interior dos lares, meus olhos serão cegos, minha língua calará os segredos que me forem revelados, o que terei como preceito de honra."

Esse foi o juramento que fiz quando tive a honra de receber o meu diploma e certificado como médico. Quando o recebi em minhas mãos, era como se o estivesse recebendo em honra ao meu pai, minha mãe, meus avós, bisavós e todos os que vieram antes.

Foi a força da minha ancestralidade que me colocou na minha jornada. Não era só uma questão de sustento, mas principalmente de não me tornar um homem frouxo, um indivíduo qualquer, sem rumo e desorientado na vida. Eu queria ser relevante, valente como todos os meus, ainda que mulato, feio e pobre.

Eu não queria perder um braço no moinho como meu bisavô, nem fugir de uma surra de tamanco e depois ir para a guerra como meu avô, e tão pouco virar sorveteiro ou lixeiro, como me alertou meu pai.

Por isso, cada palavra do juramento ficou registrado em mim, como uma promessa às gerações que antecederam a minha existência. Eu queria fazer para merecer, criando meus próprios méritos! Eu escolhi fazer a diferença!

Represento a sexta geração de médicos na família. E eu não vim apenas para curar, mas para promover o conhecimento sobre tudo que puder aprender e alcançar na Medicina.

Eu não fiz um juramento de profissão!
Eu fiz um juramento de alma!

A indústria farmacêutica na formação dos médicos e suas condutas

As células-tronco sempre causaram furor na minha vida. Desde que entrei para a faculdade, vi a minha vida se entrelaçar às células-tronco, dia após dia, com absoluta naturalidade, como se estivesse predestinado a fazer parte de suas descobertas no Brasil.

Se de um lado, durante a formação, eu recebia instruções para desenvolver um pensamento médico, já pensando na doença, por outro, eu tive o privilégio de assistir aos milagres das células-tronco, que levavam meus pensamentos a outra direção.

Como mencionei, fui aluno de uma das maiores cientistas médicas deste país, a doutora em dermatologia Neide Kalil, e tive o privilégio de acompanhar suas pesquisas sobre a doença de pele epidermólise bolhosa de fator sete, mais conhecida como Fogo Selvagem, e as evoluções que ela fez ao longo dos anos. Como a maioria dos cientistas que fazem descobertas inacreditáveis, a doutora Kalil também acertou, e do mesmo modo: quase sem querer.

Na continuação das pesquisas com células-tronco, vivi o momento em que elas coincidiram com o início das lipoaspirações no país. Um médico renomado percebeu que havia fibroblastos na gordura, elemento utilizado nas pesquisas da doutora Kalil. Além de células-tronco!

As pesquisas iam a uma direção e pareciam sempre chegar a elas: as células-tronco! Tudo se encaixava e os pesquisadores simplesmente continuavam a desbravar esse caminho. E eu junto: o mulato, feio e pobre de facão na mão, porque eu podia ser tudo nessa vida, menos frouxo!

— Sai da frente que eu estou abrindo caminho!

Tempo depois, acompanhei a criação do primeiro laboratório de células-tronco no Brasil, o Laboratório Excellium, no Rio de Janeiro, que foi criado por médicos do Hospital Pró-Cardíaco e financiado por seus próprios bolsos, por puro amor à Medicina, em meio à necessidade de ampliar as pesquisas, que estavam indo cada vez mais longe e surpreendendo a todos que tinham a sorte de vivenciar essas descobertas.

Foi nesse caminho, e nos milagres do acaso, que profissionais médicos e cientistas fizeram várias descobertas importantes sobre as células-tronco, sendo os pioneiros no Brasil. E eu, o mulato, feio e pobre, estava lá!

Você pode imaginar?

O paraibano

Imagine que quando esses médicos e cientistas do Laboratório Excellium saíam para almoçar, eles se deparavam todos os dias com o dono de uma pequena banca de jornal, um paraibano alegre, cheio de graça, que depois de um tempo perdeu o viço e começou a implorar para ser tratado por eles:

— Doutor, doutor, pelo amor de Deus, me ajuda, eu fui acometido por uma doença do coração. Eu não tenho dinheiro para me tratar.

Ele até se ajoelhava no chão algumas vezes. Os médicos ficavam na dúvida se deviam levar aquilo a sério ou não. Dia após dia, o homem fazia pedidos na hora do almoço para todos aqueles profissionais. Até que, um dia, o chefe da equipe parou e disse:

— Hoje ninguém vai almoçar, vamos honrar o nosso juramento e curar esse pobre homem!

E realmente, naquele dia, ninguém almoçou.

— Obrigado, doutor. Obrigado, doutor – o dono da banca de jornal não parava de agradecer.

Voltaram para o laboratório junto com o paraibano e, já dotados do conhecimento da existência de células-tronco na gordura, aspiraram a sua gordura e a injetaram na área do coração, onde parecia ser o local afetado. Naquela época, tudo era incerto: a definição exata da área a ser injetada, a forma perfeita sobre como injetar e até os resultados.

Ainda assim, funcionou! Como o que estava ocorrendo com vários pacientes, o dono da banca de jornal novamente apresentou qualidade de vida. Voltou a fazer graça no meio da rua e a sorrir, todo pimpão, para os clientes que passavam em frente à sua pequena banca.

Mas como nada nessa vida parece ser por acaso, passado algum tempo, o ajudante do paraibano um dia entrou gritando no laboratório:

— O paraibano morreu, o paraibano morreu!

Foi um Deus nos acuda. Um dos médicos chegou a cochichar para outro, visivelmente branco:

— Nós matamos o paraibano...

Todos se entreolham em pânico:

— F*#&u!

Até que, no meio daquele desespero, a situação foi esclarecida:

— Alguém atropelou o paraibano e ele morreu!

Suspiros.

— Ufa.

A respiração de alívio foi coletiva.

O paraibano não morreu por um erro médico ou sequela da aplicação de células-tronco, mas provavelmente pela própria graça que costumava fazer no meio da rua, sempre alegre e chamando a atenção para novos clientes.

Uma luz se acende na mente de um dos médicos e tira qualquer possibilidade de lamento pela morte trágica:

— Vamos buscar o corpo!

— O quê?

Todos se entreolham e logo compreendem a intenção por trás da frase.

Logo, os cientistas correm para buscar o corpo do paraibano, numa inusitada apropriação indébita. Sabiam que não podiam salvá-lo, mas tinham a oportunidade de fazer autópsia no primeiro paciente tratado com células-tronco, a partir de suas pesquisas.

Abriram o peito do paraibano, para pela primeira vez constatarem como as células-tronco que eles vinham aplicando atuavam por dentro:

— Olha a cor desse coração!

Quando o peito foi aberto, o que eles viram foi uma área totalmente renovada, regenerada, com o melhor tom avermelhado que poderiam ver.

Foi quando os médicos vislumbraram os milagres das células-tronco efetivamente, e começaram a divulgar os seus trabalhos. E como tudo no meio médico acontece muito rapidamente, as nossas descobertas então explodiram no meio médico mundial e começou a haver uma coisa que incomodou demais os cientistas brasileiros.

Os americanos e as nossas descobertas

Os americanos começaram a sair de Cleveland, que até então sempre foi considerado o centro número um do mundo em cardiologia, abandonando o mestrado e doutorado onde existiam 34 edifícios de 21 andares, monstruosos, direto para o Pró-Cardíaco, no Rio de Janeiro, um local ínfimo se comparado ao deles, de apenas dois mil metros quadrados.

Com isso, a Sociedade de Cardiologia Americana foi até o presidente da época, George Bush Filho, e pediu autorização para as pesquisas com células-tronco, para que eles não ficassem defasados em relação às outras academias de cardiologia mundial e muito menos em relação ao Brasil. Mas eis que George Bush Filho era seguidor ferrenho da Igreja Batista, por isso pegou um avião em Washington e foi até o Texas, sua terra natal, pedir conselho a um antigo pastor sobre o assunto.

— O que eu faço, pastor?

— Isso é coisa do demônio, meu filho, não se pode brincar de Deus! – disse o líder religioso.

Ainda reforçou ao presidente que ele deveria eliminar aquela ideia de vez, pois se tratava da coisa mais estapafúrdia do mundo.

O resultado é que a pesquisa nos Estados Unidos continuou vetada, e nós, cientistas brasileiros pioneiros em várias descobertas, ganhamos mais quatro anos, quando Bush foi reeleito. As pesquisas do lado de cá continuavam. E, nessa época, não só os cardiologistas investiam para expandir o Excellion, mas os ortopedistas do Rio de Janeiro começaram a acreditar no nosso projeto e grandes pesquisas em ortopedia, regeneração articular, ligamentos com células-tronco, dentre outras se iniciaram.

Ou seja, eu e meus colegas éramos do departamento pobre da dermatologia, só que era o departamento que deu origem a todas aquelas pesquisas com células-tronco, que estavam se tornando relevantes no mundo inteiro.

Então, o departamento era visto como o xodó de tudo aquilo.

E o mulatinho estava lá...

Bancados pela indústria

É importante saber que a indústria farmacêutica é responsável por determinar o currículo de estudos dos médicos. Nós, doutores de todas as áreas, somos guiados pela indústria farmacêutica desde o momento em que entramos numa universidade, bem como todo cidadão é influenciado pelo sistema já estabelecido por essa indústria.

Veja: quando se faz um Congresso de Ginecologia, por exemplo, onde irão participar oito mil especialistas do mundo inteiro, quem é que banca? A indústria farmacêutica!

Todos os temas nesse congresso serão temas que interessam à indústria, cada especialista convidado já terá uma lista de doenças que serão abordadas, bem como uma lista de medicamentos recomendados pelo seu patrocinador. É assim que funciona.

Os médicos acabam atuando como pequenos soldados de uma indústria gigante e poderosa, se eles não tomam consciência do fato e optam por outra forma de trabalho, que vai além da receita.

Estar nesse padrão da indústria é viver e propagar a medicina medicamentosa.

A minha proposta como médico

O que proponho por meio da minha vida como médico é o oposto do que vem seguindo a maioria formada pela indústria e que não se opõe a ela: oferecer e vivenciar uma medicina preventiva e regenerativa.

Você acha que a indústria farmacêutica quer formar médicos como eu? É claro que não! Eu não receito remédios! Raramente. O contrário: eu trabalho em função dos meus pacientes não precisarem deles!

E é claro que, nessa dança e doutrina já instaurada desde o início da indústria, muitos colegas médicos também não compreendem o caminho que eu segui.

— Sabe a curva de rio? Sou eu!

O mulato, feio e pobre nascido à beira do Rio Piratininga! Que não veio ao mundo para ser frouxo e hoje rema contra uma maré gigantesca! Mas eu não vou me afogar! E ainda pretendo salvar muitos da falta de informação, pelo conhecimento que pode transformar suas vidas para sempre, com qualidade e dignidade jamais vivenciadas antes.

É preciso um basta para a alienação que o mundo todo está vivendo em relação a sua saúde!

Viver como profissional de saúde e não de doenças

Na conjuntura atual, quando um estudante ou profissional abre um livro médico de cardiologia, por exemplo, o conteúdo é todo baseado em doenças cardiológicas, que deverão ser tratadas com medicamentos. O indivíduo irá ler várias patologias possíveis como uma insuficiência cardíaca congestiva, uma morte seletiva de ventrículo direito, e depois simplesmente vai indicar como tratar essas doenças, porque o desfecho final é isso: como se trata e quais remédios se devem comprar!

A medicina atual não vive de saúde, vive de doenças! Quem realmente tem vivido de saúde são as academias de ginástica, *personal trainers* e os nutricionistas, eles sim estão na direção certa!

É triste e é uma realidade que eu proponho transformar, embora seja o mulato, feio e pobre, e esteja relativamente sozinho nessa proposta de uma nova percepção de vida e de saúde, eu não vim a este mundo para ser frouxo e nem para alimentar uma indústria que não tem verdadeiramente se importado com a cura das pessoas, mas com o que ela arrecada em função das doenças!

Eu não pretendo alimentar a indústria! Eu vim para tirar a medicina desse ciclo e levá-la ao patamar das academias de ginástica, trabalhando a medicina preventiva e regenerativa!

Enquanto a grande maioria dos médicos são aplicadores de remédios e sabem raciocinar farmacotecnicamente em cima da farmacologia, não se pode contar com uma postura médica de saúde realmente.

O médico padrão é livre?

O comportamento padrão do médico estabelecido pela indústria é de um profissional que é procurado para restaurar a saúde do paciente momentaneamente de uma determinada doença.

Até quando se compra um polivitamínico, é possível se ver a quantidade mínima necessária de elementos para a saúde diária, e não adoecimento, mas isso não significa que o indivíduo possa ficar ou estar no seu melhor estado de saúde. Não é o suficiente! Não basta seguir números e receitas pré-fabricadas em função de algo que já existe e de intenção um tanto tendenciosa.

Isso foi algo que sempre ficou martelando na minha cabeça, eu não queria ser mais um profissional de doença, algumas coisas eram chocantes para mim.

"Como é que eu posso me definir como um profissional liberal, se na verdade só sou um escravo, um pau mandado da indústria?"

Ou seja, era fato que eu poderia adquirir vários títulos na Medicina: mestrado, doutorado, pós-doutorado etc., mas, ainda assim, quanto mais eu me especializasse, eu continuaria a ser alguém para indicar produtos. Apenas com mais títulos, mas ainda vendendo os produtos de alguém. Um vendedor de remédios, com doutorado!

Essa é uma verdade dolorida e assustadora do comportamento médico padrão, sustentado e moldado pela indústria farmacêutica: o médico especialista em transplante de prótese, que sabe indicar todos os produtos e todas as condutas, nas quais tem o conhecimento de todos os instrumentos para fazer aquela operação: ele vai efetuar uma troca, usar uma prótese e depois indicar os medicamentos X, Y e Z.

É claro que não estou negligenciando ou desprezando o conhecimento adquirido desse médico, pois há todo um raciocínio dentro da fisiologia da doença e habilidades para reconhecer uma determinada doença e efetuar uma cirurgia, mas para indicações de produtos da indústria é isso: o médico vai se graduando cada vez mais, quando dentro da dinâmica da indústria é como estar numa areia movediça.

Quanto mais você se mexe, mais você se atola, mais se torna um especialista em doença. E, na minha cabeça, o médico deveria ser alguém especialista em saúde e não em doença.

Sobre os imunobiológicos

Falando sobre os 75 imunobiológicos, dentre os mais de 15 mil títulos e que correspondem a 25% do faturamento de toda a indústria, mesmo em tão pouca quantidade, esse novo ramo da indústria farmacêutica que surge, na verdade, é uma indústria biomolecular, logo, uma indústria de células-tronco que chega a conta-gotas e sendo moldada de acordo com os interesses de quem não quer perder nenhuma parte de sua fatia de mercado.

A prova disso?

O que aconteceu na pandemia da Covid-19.

O produto que chegou a custar 20 mil dólares na pandemia, para restaurar o pulmão de alguns poucos privilegiados, nada mais é que um líquido para infusão, feito a partir de um cordão umbilical em algum laboratório credenciado e autorizado pelo laboratório Wyeth, uma das maiores indústrias farmacêuticas do mundo, a principal em imunobiológicos, comprada pela Pfizer no ano de 2009.

Por que não havia esse produto para todo mundo?

Por que custavam os olhos da cara?

E por que quase ninguém sabia disso?

Fonte:
https://nyscf.org/resources/pfizer-to-buy-wyeth-in-68-billion-deal/

Como funciona a compra e distribuição de células-tronco?

Como no Brasil ainda não há autorização para se comercializar as células-tronco, é necessário um trâmite internacional com sua maior autorizada, justamente a empresa Wyeth, a farmacêutica mais importante de imunobiológicos e a responsável por produzir e distribuir células-tronco, advindas de cordões umbilicais do mundo todo.

Como aconteceu?

Alguém que estava gravemente doente, internado num hospital, acometido do pulmão, devido à Covid-19, tinha um médico responsável que poderia encomendar células-tronco a um laboratório autorizado, que em seguida acionaria o laboratório Wyeth nos Estados Unidos.

O médico especialista acionava o laboratório de células-tronco mais próximo. Por uma questão de logística, esse laboratório recebia uma chancela para envasar o medicamento com a marca do laboratório Wyeth. Nesse envasamento, iam 18 milhões de células, e quem recebia por isso seria o Wyeth, repassando o dinheiro de um e parte para o outro. Efetivamente é uma cadeia financeira baseada em células que estão dentro do paciente, por assim dizer.

As células-tronco como investimento

As células-tronco serão futuramente o maior alvo da indústria farmacêutica, quando ela encontrar uma forma de fazer esses medicamentos em larga escala e com as devidas autorizações pelo mundo. Enquanto isso não acontece, o foco continua sendo aquela maioria de títulos que não regenera e nem cura de fato.

Esteja atento! Se você está tomando ciência dessa informação, pode fazer novas escolhas em relação a sua saúde.

As células-tronco são um investimento real em qualidade de vida porque elas regeneram, transformam, rejuvenescem!

Se até eu que estava predestinado a um terrível destino entendi isso, imagine você!

Attela Jenichen Provesi
e José Roberto Provesi

Eu estou sentada embaixo de um guarda-sol, observando meu marido brincar com o Arthur, nosso neto de um ano e meio.

Rio sozinha e aprecio o momento.

O som das ondas, a brisa do mar, a família ao meu redor e duas das pessoas mais importantes da minha vida bem diante dos meus olhos.

— Ai, ai...

"Há alguns anos, eu não me imaginaria assim."

Ouço um comentário e depois uma pergunta:

— Como o Provesi está feliz. O que aconteceu com ele?

Olho, mas não tão surpresa com a questão:

— Como assim?

Ele aponta para a praia:

— Olha lá, ele não para de rir, se levanta, se abaixa, fica de joelhos, não para de brincar. De onde ele tirou essa alegria e vitalidade?

Assinto.

Meu cunhado acrescenta:

— Ele não era assim.

Sussurro:

— Não era mesmo.

Ele puxa a cadeira de praia e se senta ao meu lado:

— Mas e então? O que é que mudou?

Tomo um gole de água de coco e faço um alerta:

— É uma longa história.

— Pois eu quero saber.

Respiro fundo e reflito tudo o que vivi nos últimos três anos.

"Quem diria que eu ficaria tão bem nessa fase da minha vida?"

A história começa mais ou menos assim...

Após dez anos trabalhando no Hospital Universitário Infantil, eu já não sabia mais o que era ter dia e horário para mim mesma. Vivia em função da vida profissional e não era de reclamar, pois sempre gostei do meu trabalho, era algo que me fazia feliz. Mas meu corpo não parecia ter a mesma opinião.

Casada, mãe de dois filhos adultos e diretora do hospital, achava que tinha tudo sob controle, até que meu corpo começou a apresentar um quadro de inflamação, que não parou mais. Sem trégua!

É difícil dizer exatamente onde essa história começa, pois com uma vida de estresse, sempre correndo e dando conta de tudo, eu me deixei de lado, não tinha uma agenda com qualidade de vida, que priorizava o cuidado físico. Depois de anos de casamento e próxima à terceira idade, junto com o meu marido, acho que estava numa zona de conforto que não era realmente favorável ao meu bem-estar, por isso foi preciso que meu corpo adoecesse como um alerta para mim.

Apesar de toda dor que senti durante alguns anos, enferrujando, passando por processos inflamatórios, cansaço e indisposição, agradeço por ter vivenciado tudo isso, caso contrário, provavelmente a minha vida continuaria a mesma.

Tudo aconteceu ao mesmo tempo, nesse processo chamado vida, que a gente não explica, apenas compreende alguns anos depois, quando o que ocorreu se mostra por quase completo ou já inteiro.

Eu acabei mudando de função e me livrei da falta que vivia de mim mesma, mas ainda enfrentava dores, especialmente nos pés, com uma rígida fascite plantar, que mal me deixava andar. Como numa das viagens com meu marido, quando parei no meio do caminho e comecei a chorar, porque não entendia o nível daquela dor, que me impedia de tocar os pés no chão.

Foi quando o Tércio entrou na minha vida. Eu soube do seu tratamento com células-tronco e decidi fazer a infusão sistêmica para uma regeneração total da minha saúde, contando com a inteligência das células para me restaurarem até mesmo onde eu não soubesse que precisava.

"Era a minha luz no fim do túnel!"

Para a minha surpresa, no dia do procedimento, o doutor tirou os meus tênis e segurou meus pés para uma aplicação local do que ele chama de Partículas Divinas e elixir da vida.

Eu gritei de dor, confesso que foi horrível, e embora meus pés tenham ficado doendo após as fisgadas inesquecíveis, foi ali que a minha vida começou a ser transformada totalmente.

"Foi da água para o vinho!"

Embora eu já tivesse mais tempo para mim mesma naquele momento, a dor ainda me impedia de viver, tanto nos pés como em várias partes do corpo. Cheguei a ter Capsulite Adesiva, uma síndrome que congela os movimentos dos ombros. E pior: dói! Eu mal tomava banho, porque não era capaz de lavar os cabelos. Foi horrível!

Se naquela época eu colecionava dores, a partir dali, passei a colecionar momentos! De alegria, de vida e plenitude!

Poucos dias depois, os meus pés sararam, como num passe de mágica. Em dois meses, meu humor melhorou, porque as dores estavam sumindo aos poucos, bem como o sono se restabeleceu, assim como minha força, musculatura e sustentação.

— Calma, não fui só eu que passei por esse processo.

Ao mesmo tempo em que eu tomei essa decisão, meu marido também escolheu experimentar esse tratamento rejuvenescedor e curativo. Embora ele não tivesse algo tão grave como eu, de início, acabou tendo bico de papagaio na coluna e fez uma aplicação local. Aquilo que os médicos tinham direcionado para um longo tratamento e longa lista de remédios foi praticamente tirado com as mãos: as mãos do Tércio.

E nesse processo todo, apesar de sentir a diferença em mim mesma todos os dias, acho que a diferença mais gritante foi no meu marido. Seu humor mudou, sua alegria é palpável. De um dia para o outro, parece que recebemos um milagre dos Céus.

Veja: ambos estamos na terceira idade, vindos de uma relação de décadas, na mesmice do dia a dia, cansados de uma vida de trabalho e do peso inevitável da idade. Mas com o elixir do Tércio, recebemos a segunda chance de viver com juventude na melhor fase, da sabedoria.

Se a vida parece injusta ao nos permitir maturidade e bom senso somente com a velhice, as células-tronco nos permitiu a sabedoria com juventude, alegria, vitalidade e sem dor.

Quando optamos por células-tronco, não tínhamos noção do caminho o qual estávamos tomando. Claro que vislumbrávamos uma esperança e melhora, mas o que tivemos foi muito mais do que isso.

Nossa individualidade melhorou e, depois, essa melhora pôde transbordar um no outro. Então, o casamento teve uma transformação significativa, pois agora nós passeamos mais, cozinhamos juntos, assistimos filmes com outro nível de alegria e, principalmente, brincamos com o Arthur, nosso primeiro e único neto.

Diferentemente do que foi cuidar de nossos filhos, numa fase adulta cheia de trabalho, compromissos e preocupações, estar com o Arthur e cheios de vida é como ter a segunda chance de viver a juventude.

Filhos crescidos e estabelecidos, vida pronta e justa. É claro que agora nossos filhos querem fazer infusão de células-tronco, mas calma, um de cada vez, começando pelos mais velhos.

Essa amizade acabou se estendendo para a família inteira, recentemente ouvi de minha filha Helena excelentes comentários a respeito de tudo o que o nosso amigo e médico fala sobre as células-tronco e o seu futuro na humanidade. Pesquisadora e curiosa, Helena leu e continua lendo diversos artigos científicos que apenas comprovam tudo o que o Tércio fala e já faz no seu dia a dia como médico há anos.

Eu não tenho palavras para descrever a diferença que o Tércio fez na minha vida e, consequentemente, na vida da minha família.

Antes eu tinha dor nos pés, imobilidade, uma vida cheia de dores e uma boa dose de monotonia. Agora, desconheço qualquer dificuldade física. Mesmo quando tivemos Covid por duas vezes, passamos por ela com tranquilidade. Meu marido é outro, assim como meu casamento.

"O elixir da vida!"

Do médico que virou amigo e inspiração para toda uma existência. Não há palavras para agradecer o suficiente, por isso, sempre compartilho a minha história para que outras pessoas possam se beneficiar de tudo o que o Tércio resgatou em mim com o seu conhecimento e vontade contagiante de melhorar as vidas das pessoas.

Ele não cura apenas as dores do corpo de seus pacientes, mas uma ausência de vida que eles já nem percebem que está lá, aniquilando a sua possibilidade de ser feliz de verdade.

— E é isso: plenitude!

Ouço a risada do Arthur e sinto que volto ao tempo presente.

Encho o peito de ar e solto com força. Percebo meu cunhado boquiaberto.

"Até esqueci que estava contando a história para ele."

Eu rio, olhando para meu marido e meu neto.

Aponto:

— Olha lá, o Provesi derrubou o baldinho de água do Arthur.

Meu cunhado faz sinal de negação com o pescoço, como se não acreditasse em tudo que acabou de ouvir.

Ele se levanta correndo para pegar algo e volta com o celular.

— Me dá o telefone do Tércio! Agora!

Eu me levanto e respondo:

— Agora não!

Ele reclama:

— Por quê?

— Eu tenho que brincar primeiro.

E saio correndo.

Corro para a vida!

Capítulo 3
O CÂNCER QUE ME DEU VIDA

"O que não provoca minha morte faz com que eu me torne mais forte."

Friedrich Nietzsche

Uma das notícias mais temidas pelo ser humano é a que, sem menos esperar, eu fui obrigado a ouvir:

— Você está com leucemia, Tércio!

Uma frase dessas chega a qualquer indivíduo como uma sentença de morte. E não parou por aí:

— Você tem pouco tempo de vida!

"Hum..."

É claro que fiquei surpreso, mas primeiro eu ri:

— Eu acabei de correr quatorze quilômetros na praia e o senhor vem me dizer que eu estou com câncer?

Eu rio, alegremente.

— Isso aí é exame trocado, doutor.

Peço para refazer os exames:

— Não é meu, não.

Mas era.

Eu tinha trinta e cinco anos.

Por isso, até hoje eu me pergunto se Deus ri de seus filhos, enquanto lhes ensina. Na minha pequenez, diante de sua infinita grandeza, já compreendi que não sou ninguém. Se meu próprio pai aqui na Terra me tachou de mulato, feio e pobre, como será que Deus me tachou lá em cima? O cara que acha que vai superar a morte?

— Quero ver! – diz Ele, na minha cabeça.

Talvez eu tenha sido colocado neste planeta para lutar como um gladiador numa arena, Deus escolheu o câncer e ficou assistindo, ora torcendo por mim, ora pela doença. Será?

Além disso, Ele me permitiu o conhecimento de uma das melhores ferramentas para curar o ser humano de qualquer doença, exceto o câncer. Então o meu acesso às células-tronco era como possuir a arma mais poderosa de um jogo de videogame, mas que, naquela fase, eu não poderia usar.

— Socorro, minha mãe!

Então Nossa Senhora das Graças intercedeu por mim.

Eu agradeci. Primeiro, porque Deus me avisou! Segundo, porque fui eu, e não meus filhos ou alguém que eu amasse, que tive que viver aquela luta. Eu sabia que teria forças e seria mais fácil ver a doença em meu corpo do que em qualquer pessoa da minha família.

Se o mulato, pobre e feio agora deveria ser gladiador para entreter o povo lá de cima, eu que não iria fazer feio.

Já dizia meu bisavô:

— Segue em frente. Já tem muito frouxo nesse mundo, Deus precisa de você para ir além do frouxo.

Respiro fundo:

— Quando começa a quimio, doutor?

Como Deus me avisou?

Lá estava eu, vivendo a minha vida normalmente, com esposa, dois filhos pequenos e trabalho bastante promissor. Meu filho mais velho estava com cinco anos e o mais novo com um.

Eu, médico formado, tanto no Brasil quanto na França, já tinha uma boa bagagem na Medicina, trabalhava com estética em alguns países e ministrava aulas de Botox, substância a qual eu desbravei caminho no Brasil.

Costumava viajar com frequência para os Estados Unidos e, naquele dia, eu soube pelo noticiário que um furacão iria passar por Nova Iorque exatamente no período da minha viagem.

"Deus do Céu!"

— Meus filhos, o maior amor da minha vida, não dá para arriscar.

"Vou aumentar o seguro de vida. Se eu faltar, minha esposa precisa ter um ótimo amparo para cuidar do nosso bem maior."

Naquela época, eu já tinha um excelente seguro, mas, ainda assim, queria ter a certeza de que a mãe dos meus filhos não teria problemas, caso o furacão me pegasse. Faltavam poucas semanas para o meu voo e eu decidi solicitar um aumento da apólice:

— Tudo bem, doutor Tércio, o senhor só precisa passar por alguns exames médicos e o banco aumenta o valor.

"Vamos lá!"

Fiz os tais exames e continuei minha vida normalmente, me preparando para viajar tranquilo e enfrentar o furacão e até o Dragão de São Jorge, se fosse preciso.

Então o meu telefone toca:

— Doutor Tércio, não tivemos autorização para aumentar o seu seguro. O senhor pode vir aqui?

"Mas que raios?"

Lá vou eu até o banco resolver algum problema burocrático.

Ao menos foi o que eu pensei na minha alegria e juventude ainda ingênuas.

Como Ela, Nossa Senhora das Graças, me disse que estaria ao meu lado?

Eu estou na garagem do prédio onde moro, caminhando para chegar até o carro.

"Vou fazer a minha corrida matinal e depois passo pelo banco, para resolver o problema do seguro."

De repente, vejo algo reluzente no pneu.

Eu me abaixo:

— Mas o que é isso?

Retiro pacientemente, sem ainda entender o que é o material tão brilhante, grudado na borracha. Quando finalmente pego em minha mão, percebo que é uma medalha. E vejo uma imagem:

— Nossa Senhora das Graças, o que a Senhora está fazendo no meu pneu?

Rio.

Eu me levanto e olho para o céu, por uma das janelas.

— O que a Senhora está querendo me dizer?

Fecho os olhos e respiro profundamente. Aperto a medalha em minhas mãos na altura do coração:

— *Ave, Maria, cheia de graça, o Senhor é convosco. Bendita sois vós entre as mulheres, bendito é o fruto do vosso ventre, Jesus. Santa Maria, Mãe de Deus, rogai por nós, pecadores, agora e na hora da nossa morte. Amém.*

Solto o ar devagar, sentindo sua presença.

"Em tudo, dai graças!"

Pego a carteira no bolso e encontro um lugar para Ela:

— Agora, a Senhora vai comigo. Para todo lugar.

Sem entender ainda o motivo de sua presença ali, naquele dia e horário, eu simplesmente agradeci. E segui em frente.

"Ela tem algo a me dizer."

A notícia!

Primeiro, eu fiz a minha corrida de sempre.

Depois, ao chegar ao banco, não consegui entender o que estava impedindo o meu seguro de ampliar a apólice.

Nenhum funcionário falava comigo direito.

— O senhor vai ter que falar com o médico, doutor Tércio.

— Com o médico? Por quê?

Na minha ingenuidade, não compreendi a falta de jeito do gerente e apenas segui sua orientação.

Fui.

— E então, doutor? Qual é o problema? Por que o banco não quer aumentar meu seguro?

Eu tinha acabado de correr na praia e estava mais preocupado com o meu suor e possível cheiro na sala do que qualquer outra coisa, quando ele pega meus exames de sangue.

— Você teve gripe esses dias, Tércio?

— Gripe? Eu? Não...

Ele me olha sério e me entrega:

— É melhor você olhar. Você é médico mesmo.

Pego os papéis na mão e vejo algumas partes grifadas com marca texto, bem na parte do hemograma:

Falo sozinho:

— Glóbulos brancos... quase cem mil, doutor? Mas de onde o senhor tirou esse exame?

Olho para ele, que ainda está sério, aparentemente, sem saber o que dizer.

Eu continuo rindo:

— Isso não é meu, não, doutor. Olha para mim, todo suado, sarado, acabei de correr quatorze quilômetros na orla.

Balanço os exames no ar:

— Quem fez esses exames aqui está em estágio terminal, deitado numa cama. Olha para mim!

Sorrio e coloco os papéis sobre a mesa. Eu me levanto.

— Eu vou refazer, pode deixar, que eu mesmo faço o pedido.

Alguns dias depois, de posse dos novos resultados, inacreditavelmente, vi os mesmos valores e fiquei desacreditado.

— Mas não é possível!

Olho para cima, buscando resposta em Nossa Senhora das Graças.

"O que significa isso, minha Mãe?"

Aqueles exames deveriam ser de uma pessoa com crises de febre, fraqueza, perda de peso, falta de apetite, hematomas pelo corpo e dificuldade para respirar.

Eu não tinha nada. Estava em plena forma física, me sentindo no auge da juventude e vigor, corria vários quilômetros por dia, nadava, trabalhava e tudo mais. Então como?

Desisti do seguro, desisti da viagem, mas não desisti da vida.

Pego a minha carteira no bolso. Olho para a medalha:

— Era isso, então, Minha Nossa Senhora?

Um mal-entendido de 1,5 milhões de dólares

Depois que descobri a doença, tudo foi acontecendo muito rapidamente na minha vida, eu diria até que rápido demais, a ponto de ser o pivô de uma história inacreditável.

O funcionário do banco, responsável pelo seguro de vida, sabia que os resultados dos meus exames eram de uma pessoa que estava prestes a morrer, tanto que ele considerou prudente acionar o seguro. Para isso, havia todo um trâmite burocrático, que foi seguindo seu fluxo até acontecer a liberação da apólice, que era no valor de um milhão e meio de dólares.

O pessoal do banco entrou em desespero:

— Mas caramba, o cliente está vivo!

Eu não morri como previsto e, num belo dia, eu estava atendendo normalmente na minha clínica, quando uma comitiva de funcionários do tal banco chega para falar comigo:

— Doutor Tércio, nós precisamos falar urgente com o senhor.

Eu rio:

— Estou vendo.

"Mas que raios?"

Na minha cabeça, eu já tinha desistido de aumentar a apólice, por razão óbvia, e não tinha mais nada para conversar sobre o seguro. Mesmo assim, lá fui eu tentar entender o porquê de receber a visita de um monte de gente de terno e gravata, sem qualquer aviso.

Já num lugar reservado, percebo um dos funcionários literalmente chorando no meio da sala. Eu olho para todos eles:

— Gente, o que está acontecendo?

Em lágrimas, o homem sussurra, desesperado:

— Eu vou perder meu emprego.

Eu balanço o pescoço de um lado para o outro, sem entender nada. Olho para a gerente:

— O que está acontecendo?

Ela finalmente começa a clarear a situação:

— Tércio, eu peço mil desculpas para você, por tudo o que eu tenho que te contar.

Estou estático, olhando para ela e ouvindo o colega ainda fungando ao meu lado.

A gerente continua:

— Nosso gerente acionou o seguro e a sua apólice foi liberada.

— O quê?

Ela abaixa a cabeça.

Levanto os meus braços no ar:

— Mas eu estou vivo!

— Pois é...

O homem chora alto e eu estou sem palavras.

— O que vocês esperam que eu faça?

A gerente tira um documento de uma pasta e me mostra:

— Nós sabemos que você está gravemente doente, tem uma esposa e dois filhos. Neste momento, a apólice é sua, mas se você receber este dinheiro, nosso gerente perde o emprego e nós vamos ter que assumir este erro. Eu nem sei o que vai acontecer.

— Hum.

O homem está aos prantos.

Olho nos olhos dele:

— Meu querido, a coisa que eu mais quero nessa vida é que você continue empregado e que eu nunca precise desse dinheiro.

Pego o papel com a gerente:

— Onde é que eu assino?

Todos me olham, boquiabertos.

O homem finalmente para de chorar:

— O senhor vai assinar? O senhor vai poupar o meu emprego?

Eu me sento e me ajeito na cadeira com o papel na mesa:

— Eu vou assinar agora!

Silêncio total na sala, só o barulho da caneta se movimentando sobre o papel.

Entrego o documento para a minha gerente e olho para o rapaz:

— Olha, eu vou te falar uma coisa...

Ele está imóvel, atento às minhas palavras:

— Dinheiro existe para pagar conta, não para prejudicar a vida de ninguém.

Aperto a mão de todos eles:

— Eu não quero receber um milhão e meio de dólares.

Eles sorriem amarelo, parecem em estado de choque.

Eu continuo:

— Eu quero é torrar um milhão e meio de dólares. De preferência, de tempos em tempos, torrar vários milhões e meio de dólares, porque eu não vim à vida para guardar as coisas, eu vim à vida para curtir as coisas.

Ninguém se mexe.

Rio sozinho, saio da sala e volto a trabalhar.

— Tchau, gente! Preciso trabalhar!

Até hoje, a minha gerente diz que essa história virou lenda no banco, porque ninguém acredita.

Só que o que ninguém entendeu é que eu fiz isso para mostrar para mim mesmo que ia viver. Eu acreditava em mim e na Luz de Nossa Senhora das Graças em minha vida. Eu não precisava de um milhão e meio de dólares, precisava de vida! Assim eu poderia fazer outras vezes esse valor nos anos que escolhia viver, naquele exato instante.

O clima de despedida

Eu costumo dizer que o câncer me deu vida, porque desde que fui diagnosticado, as pessoas ao meu redor começaram a agir como se eu fosse mesmo morrer. Eu tive que reagir contra isso.

"Todo dia uma despedida".

— Deus me ajude!

Se eu dependesse da motivação alheia, eu teria me entregado às piores probabilidades. As previsões eram fatais e eu era o único que acreditava que iria vencer, enquanto o clima de velório ia literalmente se instaurando. Toda manhã, quando acordava, era um milagre para mim. Tudo o que eu queria era agradecer e viver, o quanto pudesse.

> *"Acredite em si próprio e chegará um dia em que os outros não terão outra escolha senão acreditar com você."*
> **Cynthia Kersey**

— Acordei de novo! Obrigado, Minha Nossa Senhora!

E me levantava:

— Bom dia, vida!

Eu sentia alegria ao me levantar, simplesmente porque estava vivo!

Por isso, eu não parei de trabalhar um dia sequer. Mesmo com todas as reações das quimios, eu me recusava a ficar na cama. Continuava me levantando às cinco da manhã, embora minhas funções tivessem ficado bem mais lentas. Em algumas fases, eu era obrigado a repetir as ordens para o meu cérebro, porque minha função neurológica simplesmente não respondia mais. Eram vinte minutos para sair da cama, dez para mexer uma perna, vinte para tomar banho e quinze para fazer a barba. Ficou demorado, arrastado, mas eu continuava.

— Vamos em frente, Tércio!

Saía de casa levando comigo cerca de quatorze camisas numa arara, alguns pares de meias, cuecas, toalhas e às vezes até calças e outro par de sapato, porque tudo ficava molhado. Eu suava de forma tão intensa que precisava trocar de roupa várias vezes ao dia para me manter limpo.

Dentro da minha cabeça, eu repetia:

"*Em tudo dai graças!*"

E eu dava!

Eu me recusava a morrer, mesmo com o corpo debilitado a olhos vistos. Eu fui perdendo o viço, a cor, o cabelo, o peso e tudo o mais, menos o brilho nos olhos, esse insistia em se agarrar a qualquer fiozinho de vida que fosse.

A quimioterapia nada mais é do que um conjunto de venenos que a gente é obrigado a injetar no corpo para matar as células cancerígenas, mas a verdade que vem com isso é que ele também mata as células saudáveis. Ela nos mata! É preciso muita força para viver essa experiência e manter a vontade de viver. Mas eu sempre lembrava de Nossa Senhora no pneu do meu carro, me avisando que estaria comigo. Então eu tocava o meu bolso, onde ficava a minha carteira e a medalha. Esse se tornou o meu ponto de apoio para os piores momentos:

— A Senhora está aqui comigo, minha mãe, eu sei, nós vamos conseguir!

Sagradas quartas-feiras

A minha decisão de continuar trabalhando foi pela mesma razão de abrir mão do um milhão e meio de dólares. Eu tinha que provar para mim mesmo que tinha forças para lutar. Cada dia de vida era uma batalha vencida. Eu não sabia quantas batalhas seriam para vencer a guerra, mas se meu avô fugiu de casa porque não acreditava que o Dragão de São Jorge poderia ser morto todo dia e ainda no mesmo horário e local, eu me tornei o próprio Dragão fugindo de São Jorge todo dia e toda hora, só que em todo lugar.

> *"Só é lutador quem sabe lutar consigo mesmo."*
> **Carlos Drummond de Andrade**

Outra perspectiva que a doença me trouxe foi a de viver todo dia como se fosse o último, porque a dura verdade é que poderia ser mesmo. Com isso, a ânsia de viver era de aproveitar cada instante como a última oportunidade, especialmente a de amar meus filhos, ouvir seus risos, brincar e criar uma memória afetiva forte o bastante, para que ela se fixasse em suas estruturas. Eu queria que eles tivessem a lembrança de um pai. A melhor memória possível que pudesse compensar a minha ausência.

Eu tinha na cabeça o filme *A vida é bela*, escrito, dirigido e interpretado por Roberto Benigni, onde nos campos de concentração da Segunda Guerra Mundial, em meio a situações horríveis, o pai de um garoto o fazia acreditar que eles estavam dentro de um jogo, que tudo não passava de uma brincadeira. A realidade era o pior possível, mas dentro do mundo criado por aquele pai, havia doçura, amor, esperança e graça. Era a fantasia do belo e do sublime dentro do pior cenário da vida real.

— É isso! É isso que quero fazer por meus filhos!

Então, mais uma decisão que tomei foi que toda quarta-feira eu não trabalharia mais. Eu tiraria o dia para eles. Nessa fase, nós morávamos numa cobertura de frente para o mar, e quando eles chegavam da escola, era o momento de acender a churrasqueira. Nós brincávamos na piscina, com o cachorro e tudo o que eles quisessem. Era o melhor dia da semana. E eu ria assim como o Benigni, em *"A vida é bela"*, sem saber o que viria depois.

Quarta-feira, o câncer não existia!

O sangue de cada dia, quantas células me dai hoje?

Eu tinha meu próprio microscópio em casa e, de vez em quando, furava o dedo para examinar meu sangue. Quando via nas lâminas que as células estavam voltando, eu compartilhava com meus filhos:

— As células do papai estão voltando!

Eles me olhavam com aquele olhar inocente de criança:

— E você não vai mais precisar da gasolina azul, papai?

— Ainda vou, mas vai chegar uma hora que não vou precisar mais.

— E quando chega essa hora?

Olho para eles com tanto amor. O menor nem sabe falar ainda.

Respondo:

— Eu não sei, mas vai chegar.

A gasolina azul era a quimioterapia, analogia que eu fazia à gasolina aditivada da época.

Enquanto crianças, eles nunca souberam da verdade que eu estava vivendo. E hoje posso dizer que estar à beira da morte foi o que mais me fez viver.

Eu literalmente me entreguei para a vida!

E dou graças à doença, porque foi ela que mais me impulsionou a viver!

Sem o câncer, eu jamais teria vivido tanto.

Até hoje!

O incrível Hulk

Acho que o dia do incrível Hulk foi um dos piores e melhores dias da minha vida.

Eu estava muito debilitado fisicamente, já tinha perdido massa muscular e enfrentava todas as reações das sessões de quimioterapia.

Mal conseguia me mexer ou abrir os olhos.

"Chegou a hora, minha Mãe?"

Acredite, é bem pior do que nos filmes.

Eu estava na cama, deitado, quando meu filho mais velho, na sua pureza de cinco anos, chegou para mim e disse:

— Papai, está todo mundo chorando.

Eu pergunto, quase sem voz:

— Por que, meu filho?

Ele fala baixinho com aquela vozinha embargada, que me comove profundamente:

— Porque todo mundo acha que papai vai morrer.

Suas palavras cortam meu coração. Eu olho para ele, tentando algum movimento.

"Força, Tércio, pelo seu filho!"

Meu menino, com os olhinhos marejados, pergunta:

— Mas papai não vai morrer, vai?

Encontro forças para me mexer e lentamente me sentar.

— Eu, morrer? Imagina.

Vou tomando o resto de vida que há em mim.

Ele questiona:

— Mas você está ficando verde, papai.

Olho para os meus braços e mãos.

Eu estava mesmo verde.

Pego meu filho no colo:

— Filho, eu vou te contar um segredo, mas não conta para ninguém, tá bom?

Ele balança o pescocinho, concordando e eu cochicho:

— Papai está ficando verde porque eu estou virando o incrível Hulk.

Ele abre um sorriso de orelha a orelha e eu faço uma promessa:

— Papai não vai morrer! Papai vai viver!

Esse dia foi um milagre, porque eu não sei de onde tirei forças para me levantar, estava com dor, febre, ânsia, fraco, e os meninos queriam que eu fosse para a piscina.

Eu disse que iria descansar um pouquinho e que logo brincaria com eles.

Tomei alguns remédios e esperei que fizessem efeito. Juntei a energia que não tinha, mentalizando na cama que iria ficar bom, e depois fui.

Tenho uma foto desse momento que considero histórico: eu com meus dois filhos nos braços, dentro da piscina. Essa imagem representa para mim a luz divina que recebi de Nossa Senhora no pior momento dessa trajetória, transformando o que parecia a morte em instante de vida.

Foi assim que eu vivi durante anos, organizando e planejando toda a agenda que me restasse, de acordo com as sessões de quimioterapia, as sagradas quartas-feiras e o calendário escolar.

Eu marcava as férias como se fossem as últimas:

— Adivinha aonde nós vamos?

— Aonde, papai?

— Para a Disney!

— Êêêêê.

E era uma festa!

Como as sessões de quimio tinham um intervalo de três semanas entre uma e outra, eu rezava para ficar bem o bastante nesse meio-tempo, para aproveitar ao máximo com a família, especialmente com os pequenos.

"O tempo, tudo o consome e apenas o amor o aproveita."
Paul Claudel

Na minha cabeça, eu lidava com a possibilidade de que não poderia mais estar lá em seguida. Eu acreditava piamente que iria viver, mas uma parte minha mantinha o pé no chão e levava a sério as palavras dos outros médicos.

Havia a possibilidade de morrer, mas isso me fazia viver ainda mais o tempo presente.

O caminho do merecimento

Eu nunca fui um grande estudioso da Bíblia, mas sempre prestei muita atenção em tudo que as pessoas dizem. Eu ainda era uma criança, quando ouvi pela primeira vez o versículo que sempre levo comigo: *"Em tudo dai graças!"*.

Com o tempo, a maturidade e a capacidade de criar novas percepções a partir das minhas próprias experiências me fizeram ver que, se de um lado a gente encara o sofrimento como dor, também é possível encará-lo como um caminho para o merecimento de algo maior. Para se ter mérito em qualquer coisa na vida, é necessário antes um esforço, a conquista em si. Por isso, eu comecei a encarar toda a minha trajetória como uma jornada para o mérito.

O que viria depois? Eu não sei, eu só pensava numa vida comum, sem dor, ao lado dos meus filhos e exercendo a Medicina, da melhor forma possível.

Se o mérito fosse a vida em si, já seria tudo!

Já dizia meu avô:

— Marinheiro bom, meu neto, só se faz quando o mar sacode o barco!

Como o jiu-jitsu me ajudou nessa luta

Eu sempre gostei de esporte e, antes de adoecer, praticava várias modalidades, dentre elas o jiu-jitsu, no Rio de Janeiro, na época em que era adolescente.

Teve um episódio que vivenciei aos dezesseis anos, que voltava repetidamente a minha mente quando sofria com a quimioterapia.

Eu tive um professor que levava os alunos para treinar na praia, antes da prática de lutas no tatame. Nós corríamos na orla, debaixo de sol, ficávamos suados, com a areia grudando no corpo, um horror. Entrávamos no mar para tirar a areia e voltávamos cheios de sal. Na volta para a academia, a gente passava por um posto de gasolina para um breve banho de mangueira, o que era um alívio.

Depois disso, a gente ainda subia para a academia pela escada de incêndio para não molhar o elevador, chegava à porta, onde havia um único pano disponível, para limpar os pés, branquinho, branquinho... mas quem chegava por último era obrigado a se limpar com um pano imundo.

Só então a gente ia para o jiu-jitsu em si, e quando chegava a esse ponto, supostamente inicial, a gente já estava morto.

Um dia, eu disse:

— Professor, não dá, como é que a gente vai lutar cansado desse jeito?

Eu nunca esqueci.

Ele tocou meu ombro, abriu bem os olhos e me encarou na altura dos meus:

— Tércio, você acha que a luta é o quê?

Eu fico quieto.

Ele continua:

— Luta é adversidade, vida é adversidade. Você nunca vai entrar numa luta perfumado, descansado, bem alimentado e com o adversário dizendo *"estou pronto para apanhar"*. Não!

Ele fala mais alto para todo mundo ouvir:

— A adversidade acontece quando você menos espera, naquela hora que você já está ferrado, cansado, e chega um cara maior do que você, doido para te cobrir de pancada. É aí que você tem que estar preparado para buscar sua força. Isso é o jiu-jitsu. O que vocês aprendem aqui vocês devem levar para a vida, porque lá fora, no dia a dia, é assim que funciona.

Respiro fundo.

Ele acrescenta:

— E só fica pior!

"Jesus!"

Foram lembranças desse tipo que me vinham à mente nos momentos mais difíceis. A vida é adversidade, mas quem se prepara para isso, absorvendo a compreensão de que problemas sempre vêm e só é preciso solucioná-los, aprende a sair do chão, mesmo quando o adversário é maior.

Foram essas lições que todos os anos de quimioterapia me ensinaram.

Até hoje, quando estou no Rio de Janeiro e faço caminhada, passo pela imagem de Nossa Senhora e rezo, agradecendo. Tenho desde os tempos de menino um hino que escutava na igreja que dizia assim:

"A gratidão pela vida é essencial!"

Ainda mais para quem teve uma segunda chance, como eu. Aliás, inúmeras chances, pois eu também passei por três choques anafiláticos durante essa trajetória.

Para quem não sabe, o choque anafilático é uma reação alérgica extrema e possivelmente fatal. Essa reação pode acontecer segundos ou minutos depois da exposição a um elemento alérgico, que, no meu caso, foi o coquetel de venenos da quimioterapia.

Os sintomas são avassaladores, desde erupções na pele, náuseas, vômitos, dificuldade respiratória e choque hemorrágico, quando o paciente perde mais de vinte por cento do seu fluido corporal.

Se não houver um tratamento imediato, geralmente com epinefrina, pode causar inconsciência e falecimento.

É uma sensação de morte:

— Corre, Tércio, corre!

Eu mesmo pego a injeção, na mesa de cabeceira, para injetar em mim, torcendo para não morrer.

Com as mãos absolutamente trêmulas e sem força, eu enfio a seringa em qualquer lugar e peço:

— Me deixa viver, minha Mãe, me deixa viver!

A seringa cai no chão e eu ainda tremo na cama:

— Segura minha mão, Nossa Senhora!

Sinto as lágrimas escorrerem pelo meu rosto.

"Meu coração está batendo, meu coração está batendo."

Eu fico na torcida para que ele não pare de bater.

Foi assim que eu fui presenteado três vezes com a graça divina. Foi essa chance de voltar mais forte para a vida que me gerou o fascínio da reconquista e do mérito!

Silêncio no quarto.

Suspiro e sussurro alguns minutos depois:

— Eu sobrevivi...

"Obrigado, minha Mãe!"

O câncer me mostrou que a vida é o que mais me interessa

Foi a morte iminente que mais me mostrou o quanto a vida me interessa. Muito mais do que o dinheiro.

— Estar vivo é o grande barato!

Foi assim que eu fui percebendo, cada vez mais, o quanto a minha trajetória se entrelaça perfeitamente com as células-tronco, porque elas regeneram a vida e eu tinha certeza de que ia chegar o momento quando elas finalmente iriam regenerar a mim. Eu estava acumulando méritos para isso.

— Eu vou conseguir!

Eu já tinha o conhecimento de que qualquer pessoa, mesmo aos noventa anos, pode viver absolutamente bem se ela possuir acesso aos tratamentos com células-tronco. Isso lhe permite se movimentar, comer e dormir bem, ter relacionamento afetivo e tudo o mais. Desde que se renovem suas funções, o indivíduo readquire sua melhor performance. Eu já sabia que a única forma de se regenerar nesse nível é com o instrumento biológico exclusivo criado para tal: as células-tronco.

Eu tinha trinta e cinco anos quando recebi o primeiro diagnóstico de câncer, com quase nenhuma chance de sobreviver.

Respiro fundo.

"E pensar que o seguro quase me enterrou vivo!"

Tudo começou no auge da minha juventude, carreira e infância dos meus filhos, e continuou por mais de duas décadas, eu enfrentei 368 sessões de quimioterapia e matei os 368 dragões, inspirado na força dos meus ancestrais e sob a luz de minha Mãe!

Foram vinte e um anos acumulando o mérito para o que ia viver a partir de então.

Sou um homem saudável, livre do câncer e regenerado pelas células--tronco, restaurado pela própria vida e iluminado pela Luz de Nossa Senhora. Ela, que segue comigo, dia após dia, em meu bolso e em meu coração!

Para todo o sempre!

Doriana Wehmut

— Vinho, café e sexo!

Esta foi a indicação do Tércio para acabar com o fantasma que me assombrava há anos.

Eu estou sentada na cama do meu quarto. Respiro fundo e suspiro:

— Ai, ai...

"Força, Doriana!"

Não foi uma trajetória comum, eu venho de uma fase delicada, triste e absolutamente traumática.

— Dói, dói demais.

"Tem coisa que a gente não pode mudar!"

A dor foi tanta, que mal percebia o quanto estava reclusa, introvertida, sem viço. Eu não falava sobre meu sofrimento com ninguém, não colocava para fora.

Conhecer o Tércio por causa do pavor que eu tinha do Mal de Alzheimer me salvou de mim mesma, de quem estava me tornando escrava, sem perceber.

"Não é fácil pensar sobre isso!"

Eu me concentro:

Minha mãe faleceu em decorrência da Covid-19, mas antes sofreu alguns anos com o esquecimento e a confusão progressiva, o que me machucava, porque me sentia impotente diante da doença.

Minha avó paterna havia passado pelo mesmo processo, e como eu sabia que as filhas de pessoas com Alzheimer, mulheres, carregam maiores chances de herdar o problema, comecei a buscar todas as soluções e prevenções possíveis para que não acontecesse comigo.

"Desespero!"

Foi por esse motivo que cheguei até o Tércio, porque descobri que seus tratamentos com as células-tronco podiam tanto curar quanto prevenir o Mal de Alzheimer.

— Bingo! Achei a solução!

Quando estive com ele pela primeira vez, percebi que havia encontrado bem mais: seus conselhos, acolhimento e uma alegria indescritível.

"Quem é essa pessoa? Como ele pode ter tanta vida?"

Ele falava rindo e repetia inúmeras vezes:

— Doriana, você tem que levantar da cama, abrir a janela, olhar para fora, olha para a vida.

Enquanto ele sorria, eu me surpreendia, porque me pegava rindo também.

"Eu estou rindo?"

Acho que foi quando comecei a perceber que o meu riso estava esquecido. Foram momentos de descobertas sobre quem eu estava sendo naquele exato momento.

Tércio continuava:

— Você tem que fazer exercício, se mexer, namorar, tem que viver!

Meu coração disparou, me emocionei porque suas palavras tocaram minha alma.

Foi quando me dei conta do quanto a pandemia tinha mudado a minha vida. Se antes eu viajava o tempo todo, a trabalho, naquele ponto eu não via mais nenhum motivo para sair de casa.

Olho para o canto do quarto:

— Se as melhores pessoas estão aqui, eu vou sair para quê?

Dodo Carlos, Didi Maria, Dorinha Cristina e Dedé Luiz, meus quatro gatos, sempre foram a minha melhor companhia, e depois da pandemia, eu percebi que só eles tinham permanecido!

— Ai, ai.

Falo comigo mesma:

— A minha dor vem de longe.

"Como é difícil lembrar."

Eu me esforço.

Há oito anos, perdi meu pai... de forma trágica e injusta, depois foi a minha mãe. Com a pandemia, eu me perdi de mim mesma.

Então, não posso dizer que só as células-tronco transformaram a minha vida, mas o acolhimento que recebi.

A razão principal para me decidir por esse caminho foi a prevenção em relação ao Alzheimer, mas acabei transformando todo o meu corpo.

Eu não tenho o costume de ficar me olhando no espelho. Como passei por uma cirurgia bariátrica e eliminei quarenta quilos, só o fato de estar magra me parece o suficiente. Só que, depois do tratamento por todo o corpo, vira e mexe eu escuto:

— Doriana, o que aconteceu com seu corpo? Você mudou da água para o vinho.

Eu rio.

E escuto comentários que me fazem rir:

— Sua bunda está gigante, mulher!

Alguém pega na minha nádega e belisca:

— E dura!

Eu me sinto feliz com tudo isso, porque a minha disposição física, e mental, está melhor do que antes. Também estou num relacionamento e namoro muito!

— Tem coisa melhor?

Apesar das minhas perdas tão significativas, da menopausa e da fragilidade em que estava, tenho seguido à risca os conselhos do Tércio:

— Tem que beijar muito, Doriana!

Rio e balanço a cabeça para os lados.

"Ele é tão irreverente, que ninguém acredita!"

Foi além da minha saúde e bem-estar, mas a paz que me tinha sido roubada.

O corpo melhorou, o humor voltou e a libido ficou melhor:

— Eu nunca desisto do amor!

"A vida ficou maior!"

Eu não posso dizer que estou curada de todas as minhas dores, porque tem ferida que não vai embora, a gente só se acostuma com elas, as ressignificando dia após dia.

As células-tronco não podem mudar a perda dos meus pais, mas me resgataram da perda de mim mesma.

— Obrigada, meu Deus!

Fecho os olhos um instante.

Respiro profundamente:

Solto devagar e me levanto da cama, lentamente:

— Ahhhh.

Em pé, olho para a janela. Caminho e abro, olhando para fora:

— Tem que viver, Doriana!

"Eu escolho a vida!"

Capítulo 4
A REGENERAÇÃO

"E que a gente consiga renascer quantas vezes forem necessárias para ser feliz e, mais que isso: para fazer o outro feliz..."

Virgínia Mello

Como o homem renasce quando se sente sem vida, tanto por dentro quanto por fora? Por onde se começa? Como se cura uma pessoa que teoricamente está pronta para reviver, mas ainda sente suas feridas expostas? Eu já era médico e especialista da medicina regenerativa, mas, naquele momento, era eu quem estava destruído e não sabia por onde começar.

E não fui eu quem começou.

Foi Ela!

"Minha Nossa Senhora das Graças, mais uma vez!"

Embora eu já conhecesse as Partículas Divinas e trabalhasse com as células-tronco, meu estado não me permitia enxergar seu uso em mim mesmo. Era como se um rolo compressor tivesse passado por cima do meu corpo e minha alma ainda estivesse sentindo essa dor de forma latente, o que refletia em meus pensamentos. Além dos vinte e um anos de luta que também afetaram o meu entorno.

Meu casamento chegou ao fim, e pela gratidão por minha ex-esposa ter estado ao meu lado nos piores anos da minha vida, fiz questão de deixar tudo o que tinha para ela e meu filho mais velho, que optou por ficar ao lado da mãe.

Sentia falta do meu filho, bem mais do que o dinheiro que começou a faltar durante um certo tempo. Eu e meu filho mais novo ficamos na pindaíba, faltando poder aquisitivo até mesmo para um lanche.

Eu repetia na minha cabeça várias e várias vezes:

— Eu vou me reconstruir! Eu vou conseguir!

Só não sabia como. A minha fé nunca me abandonou e, graças a Deus, não era frouxo, mas o momento de transição demandava algo que eu ainda não tinha e nem me dava conta do fato.

Eu era um homem recém-curado, porém cansado, sozinho e sem dinheiro. E ainda iria passar pela pandemia da Covid-19.

Mas Ela nunca me faltou!

Assim como Nossa Senhora se materializou no pneu do meu carro, para me dizer que estaria ao meu lado durante o período de luta, quando eu finalmente mereci a saúde, ela me mandou o melhor de todos os presentes: o amor!

O Tércio cinza

Quando o câncer acabou, eu devo dizer que foi como se eu tivesse ido junto com ele, porque o que restou foi uma das minhas piores versões: o Tércio cinza!

Eu me olho no espelho, tocando a pele do meu rosto:

— O mulato, feio e pobre agora é cinza? Deus do Céu...

Eu estava cinza, magro, ranzinza e abatido de todas as formas que um ser humano pode imaginar, e apesar de tudo isso, eu continuava. Provavelmente com uma nuvem carregada sobrevoando a minha cabeça, mas seguia em frente!

Então veio o dia 20 de novembro de 2020 como o início da transformação de toda a minha história.

Sabe aquele momento em que todo mundo começou a ficar desesperado com a pandemia? Em meio a tanto medo, mortes, notícias ruins, enclausuramento, solidão e tanto mais, o melhor aconteceu, quando eu sequer esperava.

Uma médica recém-formada me abordou pelo Instagram, em pânico pelo fato de ter uma mãe idosa com diabetes, em casa.

Trocamos mensagens e depois alguns áudios:

— Doutor Tércio, eu estou desesperada. Tem muita gente morrendo, com o quadro da minha mãe.

— Mas ela está doente?

Ela chora:

— Não, mas eu morro, se ela ficar!

Eu fiz de tudo para acalmar a moça que, além de bela, demonstrava uma amorosidade única por seus pais.

— Martha, se ela adoecer, nós tratamos a sua mãe com células-tronco, não se preocupe!

— E células-tronco curam Covid, doutor?

Eu rio:

— Células-tronco curam tudo, doutora Martha, exceto câncer!

"Eu que o diga!"

Nossa conversa teve continuidade, pois realmente percebi que ela estava sofrendo com o desespero típico que afetou milhões de pessoas no país no auge da pandemia. Não era só ela.

Eu, como médico especialista em medicina regenerativa, sabia do privilégio de pouquíssimas pessoas, quando só elas tinham a segurança de saber que poderiam se tratar com células-tronco e pagar por tratamento, se fosse o caso, mas isso era muito triste, porque assistimos todo o planeta com medo, em desespero, enterrando seus mortos.

O quanto poderia ter sido mais leve, se as pessoas soubessem do poder de cura das células-tronco, naquele momento? E se todos pudessem ter contado com elas? Teria aplacado o medo de bilhões de pessoas. Só isso teria mudado a vibração de todo o planeta.

Com isso, me pergunto: e se as pessoas percebem o valor de uma única informação?

Eu fiquei feliz de poder proporcionar àquela jovem médica, recém-formada, esse alívio, porque a pior situação relacionada à Covid-19 era a de não saber o que fazer, mas eu e pouquíssimas pessoas no mundo sabíamos que algo poderia ser feito.

Martha tinha acabado de voltar ao Brasil, depois de uma formação no exterior, e de repente se viu presa em casa, tendo que lidar com a fragilidade da mãe e o desconhecimento que aplacou toda a humanidade:

iremos morrer? Desassistidos? Num corredor de hospital, sem ar, como quem morre afogado?

Era um cenário de guerra!

A jovem estava com dificuldades para dormir, tinha pesadelos, chorava com frequência, e eu, mesmo em frangalhos, tinha a minha força e fé para oferecer.

> *"As palavras e alegria do Tércio em meio à pandemia foram como a mão de Deus, tranquilizando a minha alma no momento mais difícil!"*
> **Martha Lybia**

Os dias foram passando e a doutora Martha foi conseguindo se acalmar com as informações que passava para ela:

— Obrigada, Tércio, você está sendo um calmante na minha vida.

E eu, que nunca perdi minha espontaneidade, segui minha intuição:

— Eu quero te conhecer melhor, Martha.

— Mas nós estamos nos conhecendo.

Sigo, atrevido:

— Mas está meio xoxo.

Ela me manda o número do telefone para uma conversa pelo WhatsApp.

"Bendita tecnologia!"

Recebo seu número.

Quando abro o outro aplicativo e vejo a foto de Martha no perfil, percebo algo reluzente, brilhando em seu pescoço.

Amplio a foto para ver o que é.

"Não acredito! É Ela!"

Meu coração dispara, a respiração acelera.

Eu me levanto e ando na minha sala, cheio de energia:

— É Ela, é Ela!

Sinto vontade de dar pulos com a alegria que me invade.

A doutora Martha carrega em seu pescoço nada mais, nada menos que a minha Mãe, Nossa Senhora das Graças!

Fecho os olhos por um instante.

"Calma, Tércio!"

Seguro o celular com as duas mãos no peito, respiro fundo e sinto meus olhos se encherem.

Relembro a última vez, quando algo tão parecido aconteceu.

Se Nossa Senhora se materializou para mim, momentos antes de eu descobrir que tinha um câncer em estado terminal, agora Ela vinha para me dar um presente, um novo caminho, do merecimento por ter concluído a minha jornada!

"Ah, minha Mãe!"

Sinto vontade de me ajoelhar, lágrimas correm pelo meu rosto, mas eu não quero perder tempo.

Digito rapidamente, sem pestanejar:

— Quer namorar comigo, Martha?

"Faz dez dias que conheci essa moça. Ela vai achar que sou louco."

Ela demora a responder.

Eu fico olhando na tela a palavra "digitando", bastante agitado.

Logo a mensagem aparece:

— Namorar, como assim? Você está brincando comigo?

Eu insisto, sem dúvida nenhuma:

— Você quer namorar comigo ou não?

Vejo que ela está digitando e sinto a energia vibrando em mim.

"Eu estou vivo, Nossa Senhora, eu estou vivo. Agora eu me sinto vivo outra vez!"

Martha responde:

— Tá, estamos namorando!

Eu rio comigo mesmo.

"Obrigado, Minha Nossa Senhora!"

Tempo depois, fui saber que a medalha que ela carregava em seu pescoço era na verdade de sua mãe, que no momento da pandemia resolveu tirar. Num suposto acaso, Martha decidiu usá-la e tirou uma foto, que depois colocou no perfil do aplicativo de conversas. Todos, fatos recentes. Ou seja, as mãos de minha Mãe agindo em cada detalhe, não apenas para me presentear, mas me mostrar o caminho, delicadamente, traçado por Ela.

Minha Nossa Senhora das Graças fortalecendo a minha fé!

"Obrigado, minha mãe!"

Eu não me canso de agradecer!

O milagre do amor

O amor de Nossa Senhora das Graças foi constante em meus dias e minha fé me permitiu sentir Sua presença, segurando minha mão nos piores momentos.

A chegada de Martha no meio da pandemia, quando o mulato ficou cinza, pobre e mais feio ainda, me levou à certeza de que precisava do mérito do merecimento.

"Martha é linda, jovem, merece um homem à sua altura. Eu preciso melhorar. Eu preciso rejuvenescer. É isso!"

Por mais óbvio que pudesse parecer, naquele instante, eu ainda não tinha noção de onde aquele amor iria me levar, no avanço do meu trabalho com as células-tronco. Eu me sentia tão apaixonado pela Martha, que tudo o que eu pensava era em me tornar um homem melhor!

Minha primeira atitude foi fazer uma aplicação de células-tronco em mim mesmo, via endovenosa. Decidi que iria fazer aplicações sucessivas semestrais com alguns bilhões de células para que elas identificassem os pontos que precisavam ser regenerados em meu corpo, que não eram poucos, nem pontuais.

Eu não podia escolher uma única articulação, como a do joelho, porque todas as minhas articulações estavam ruins, assim como a pele. Não era só a pele do meu rosto que estava cinza, mas a pele do corpo todo estava sem viço e elasticidade. E assim em diante, tudo estava ruim: minha digestão, o humor, o sono, a libido, a memória, meu corpo inteiro precisava passar pelo processo de rejuvenescimento.

No fundo, eu já tinha o conhecimento de que poderia fazer isso, mas por mais óbvio que fosse, faltava a Martha na minha vida. Foi preciso ela chegar, para que eu me lembrasse que poderia restaurar a mim mesmo. Eu tinha o conhecimento em minhas mãos, mas faltava o amor para acabar com a cegueira que a dor tinha me imputado sobre o futuro!

"Eu vou ficar melhor para você, meu amor!"

E Martha nem tinha de fato chegado, já que eu estava em Santa Catarina e ela no Maranhão.

No meio da pandemia, quando ninguém ousava sair de casa.

O primeiro encontro

Nossas conversas eram diárias e sua presença, ainda que virtualmente, me trouxe luz e vontade de viver outra vez, mas eu queria desesperadamente tê-la ao meu lado:

— Vamos nos encontrar, Martha! Eu preciso te ver pessoalmente!

— Mas onde? Eu não vou para Santa Catarina ou para longe, sem te conhecer.

Eu rio.

"Ela ainda não acredita nas minhas melhores intenções."

Compreendo-a perfeitamente e trago a solução:

— Eu vou até você!

Martha gagueja no telefone:

— Você vem até o Maranhão?

— Claro! Eu vou até o fim do mundo para te buscar!

E fui!

Na verdade, eu tive de convencê-la primeiro, de que não estava brincando, mas estava verdadeiramente apaixonado e certo de que ela chegou em minha vida pelas mãos de Nossa Senhora.

E assim aconteceu!

Martha saiu do interior do seu Estado para se encontrar comigo no Maranhão, carregando apenas uma mochila. Ainda no auge da pandemia, tivemos a coragem de sair da quarentena para viver um grande amor. E foi isso mesmo: amor à primeira vista!

"Graças a Ela!"

Foi tão bom que, desde aquele primeiro fim de semana ao seu lado, eu não vivi mais um dia sequer sem sua companhia:

— Você vai para Santa Catarina comigo!

— Mas como, Tércio? Eu tenho que ir para casa, fazer, pelo menos, uma mala.

Ela aponta para sua mochila:

— Olha aqui, isso é tudo que eu trouxe!

Encaro Martha:

— Nessa mochila aí tem seus documentos?

— Tem, mas...

— Então, pronto! O resto a gente compra no shopping!

Ela me olhou, boquiaberta, e eu sorri. Minha felicidade estava completa.

Coloquei a Martha em minha vida como um homem forte assim o faz quando se apaixona e sabe o que quer: sem hesitar, sem dúvidas, mas com a certeza de que encontrou o grande amor de sua vida e quer estar perto dele para renascer e viver uma vida nova, como nunca antes.

Cobaia de mim mesmo

Conforme prometido, após várias compras no shopping, Martha começou a perceber a força do meu amor, e assim se entregou a ele, e se esqueceu totalmente de que queria buscar uma mala em sua antiga casa.

Também devota de Nossa Senhora das Graças, compreendeu a rapidez com que tudo aconteceu para nós dois. Um encontro de almas, de amor e fé!

"Como poderia ser melhor?"

Martha me conheceu em frangalhos, cinza, mas, ainda assim, me aceitou exatamente como eu estava. Foi um momento de transição total. Enquanto a pandemia traçava um novo rumo de nós mesmos e de todo o planeta, minha experiência com as células-tronco se aperfeiçoou significativamente, porque me tornei uma cobaia de mim mesmo, em nome do amor.

Estamos na clínica onde eu trabalho, sozinhos:

— Martha, me ajuda aqui!

— Como, Tércio?

— Eu vou injetar células-tronco na minha panturrilha, só fica ao meu lado e vai me passando as seringas.

— Tá bom... você tem certeza do que está fazendo?

Olho para ela com o maior amor que já senti na vida:

— Tenho.

E rio.

Eu nunca tinha me sentido tão pleno, consciente, maduro. Era como se a iminência da morte tivesse me obrigado a ressignificar todos os meus valores. Quem vive à beira do fim passa a viver no tempo presente, reconhece o amor e vive de uma forma que foge do comportamento padrão.

Eu não pensava mais no futuro, trabalho e dinheiro. Até pensava, mas isso vinha bem depois da minha atitude de viver o momento presente e ser feliz no agora. Essa consciência foi o melhor saldo que o câncer me deixou, pois me permitia uma nova percepção sobre a vida e uma forma privilegiada de vivê-la, de saboreá-la a cada momento.

Ao lado da Martha!

> *"Amai, porque nada melhor para a saúde que um amor correspondido."*
> **Vinicius de Moraes**

Foi por causa dela que eu quis buscar o meu melhor.

Assim nasceram alguns de meus protocolos com células-tronco.

"Será que devo nomear algum de meus protocolos como Martha?"

Querendo transformar o farrapo humano em que o mulato, feio e pobre havia se tornado, à altura de uma linda mulher, trinta anos mais jovem, alegre e cheia de vida, eu me renovei totalmente, por dentro e por fora.

Eu já sabia que as Partículas Divinas, quando tratadas de forma endovenosa, faziam seu efeito total em seis meses, mas a modo local, era uma questão de dias, e com resultados incríveis!

Eu não parei por aí!

Em pouco tempo, deixei de ser cinza, ranzinza e cansado, mas rejuvenesci trinta anos, atingindo a minha vitalidade máxima!

"Renasci, minha Mãe!"

Martha, a vida é agora!

Martha me devolveu a vida e eu agradeço Minha Nossa Senhora das Graças todos os dias, pela oportunidade de viver esse amor quando nem mais esperava, depois dos sessenta, e num momento em que não sonhava mais nada para mim. Estar vivo me bastava, mas eu tinha perdido a alegria.

Amar com a maturidade que adquiri por meio da dor trouxe vida aos meus dias, porque o amor consciente tem outra força, é mais intenso e é vivido plenamente.

Se antes cada dia da minha vida era um milagre eu ter sobrevivido, agora eu celebrava a vida por estar vivo, saudável, feliz e amando. Eu jamais tinha experimentado essa completude. Por isso, eu investi cada vez mais nesse relacionamento, nessa nova forma de viver que me foi presenteada.

Dois anos depois, sugeri uma lua de mel no nosso dia: 20 de novembro, no Nordeste.

— Mas Tércio? A gente precisa guardar dinheiro, amor. Você não pensa nisso?

Eu rio:

— Martha, a vida é para ser vivida agora. Eu quero viver com você hoje! No futuro, a gente pensa depois.

Minha relação com o dinheiro nunca foi de apego, eu sempre acreditei que ele deveria chegar pelo meu mérito e esforço, e como isso nunca me faltou, devido à vontade de trabalhar e correr atrás, eu nunca me preocupei com isso. Os bens materiais, para mim, são como uma energia, que flui de acordo com as minhas ações. E se algum dia faltar: paciência, me esforço mais!

"Tudo é aprendizado!"

Por isso, seguimos com nossa lua de mel, reverenciamos o nosso amor, nossa data e o local do primeiro encontro, sem pandemia.

> *"Quando eu conheci o Tércio, foi mais uma certeza de que Deus me amava!"*
> **Martha Lybia**

Ela sempre fala com orgulho dos pais amáveis que possui e da benção de tê-los em sua vida. Para ela, eu sou uma prova de que toda sua vida está rodeada de amor.

E no que depender de mim, o amor jamais faltará!

Tenho em mãos as duas melhores ferramentas para me manter amável e à altura da Martha: as Partículas Divinas e a Luz de Nossa Senhora!

A técnica de sanduíche

Após a cura do câncer, a chegada de Martha, a minha regeneração completa e o fim da pandemia, eu estava pronto para me dedicar mais do que nunca à medicina regenerativa.

> *"O Tércio não escolheu a Medicina, a Medicina escolheu o Tércio!"*
> **Martha Lybia**
> (em referência à sua admiração pelo médico e profissional, que contagia os pacientes com sua energia, e que começa a curar a vida do paciente através do amor).

Eu e Martha nos estabelecemos em Santa Catarina, mas as viagens para outros Estados, principalmente as capitais, se tornaram frequentes, pois o tratamento com as células-tronco é praticamente o tesouro que muitos estão buscando e, exatamente por isso, novos pacientes nunca pararam de chegar.

Eu estou vivendo o privilégio de regenerar pessoas em sua saúde física e mental, e vê-las se tornarem bem mais do que pacientes, mas grandes amizades, tamanha a felicidade que elas sentem com essa nova forma de viver. E eu acabo fazendo parte disso. É uma gratidão sem fim pela vida e por tudo que ela vem me proporcionando desde que renasci.

"O Tércio cinza numa versão mais iluminada!"

Rio comigo mesmo.

Eu registrei os novos protocolos criados e comecei a usar em meus pacientes a técnica de sanduíche, que trata de duas formas de aplicação de células-tronco: a endovenosa, permitindo que as células sejam guiadas por sua própria inteligência e atuem no corpo de cada indivíduo de forma exclusiva, e a aplicação local, quando num caso de joelho, por exemplo. As técnicas combinadas trazem o melhor resultado possível, por dentro e por fora, a curto, médio e longo prazos!

A cada dia que passa, eu fico mais maravilhado com os resultados que venho alcançando e acompanhando, tanto em pacientes meus, que já se curaram de Alzheimer, AVC, autismo, problemas ortopédicos, sem cirurgia, transformações estéticas e de rejuvenescimento, tonificação peniana e tantos outros, como recentemente, de pacientes de cirurgiões plásticos, que estavam sofrendo com reabsorção do tecido em momento pós-cirúrgico. Com conhecimento de causa, ofereci ajuda com aplicação local de células-tronco e todos pudemos testemunhar os pacientes tendo seus narizes devidamente restaurados com uma solução relativamente simples.

"As Partículas Divinas!"

No caminho do merecimento que o tempo nos coloca

Hoje, eu sinto que me tornei a pessoa que vim para ser neste mundo. Primeiro, a vida me moldou com o sofrimento para aperfeiçoar os meus valores em relação à vida, à saúde, aos bens materiais, aos relacionamentos e à Medicina.

Quando eu tinha trinta e cinco anos, pouco antes do câncer chegar, eu era um jovem médico muito bem-sucedido. Tinha acabado de trazer o Botox ao Brasil, vivia com o consultório cheio, ganhava bastante dinheiro e era requisitado em viagens e eventos o tempo todo.

O *status* que atingi tão jovem não me permitiu valorizar a vida na sua forma mais profunda. Dinheiro, sucesso e juventude não são lá uma boa combinação. Hoje eu percebo isso com a clareza e a sabedoria de quem viveu. O sofrimento, a maturidade e depois o dinheiro e o sucesso, sim, são uma combinação assertiva, pois com os anos vividos, o ego não prevalece sobre o amor e os valores humanos que todos deveríamos carregar.

Eu compreendo que, primeiro, precisei passar pela dor para me tornar um homem melhor, um ser humano mais evoluído, para depois merecer de verdade o que antes havia conquistado com tanta facilidade e inconsciência.

Assim é a vida, não depende de nós, pobres mortais, mas são leis da vida:

Se vive, aprende!

Se sofre, aperfeiçoa!

Se cresce, então o merecimento chega!

> *"O mesmo Tércio que atende um paciente às oito da manhã é o mesmo que atende outro paciente às quatro da madrugada, se ele for chamado para isso, com a mesma atenção, carinho e energia. Ele é sempre contagiante!"*
> **Martha Lybia**

A versão que vim para ser!

De alma moldada, com conhecimento teórico e prático, inclusive utilizado em mim mesmo, quando um cinza moribundo, agora eu levo esse conhecimento a todos que posso: aplico, ensino, compartilho e divulgo, mostrando a luz que as Partículas Divinas representam para o futuro da humanidade.

E se as células-tronco são tudo isso, e são, por que as pessoas ainda sabem tão pouco sobre isso?

Assim como durante a pandemia, pouquíssimos foram privilegiados com a informação e o tratamento com as células-tronco, o mesmo está acontecendo com alguns pacientes de HIV ao redor do mundo. A doença que matou milhares de jovens nos anos oitenta e por décadas não encontrou nenhuma cura, agora está tendo seu diagnóstico fatal transformado pelas Partículas Divinas.

Pacientes aidéticos de uma vida inteira curados pelas células-tronco!

Fonte:
https://www.uol.com.br/vivabem/noticias/redacao/2023/02/22/um-terceiro-paciente-com-hiv-e-curado-apos-transplante-de-celulas-tronco.htm

Esse é o poder das células-tronco: de cura efetiva, definitiva.

E alguém precisa dar a cara à tapa à gigante farmacêutica e gritar ao mundo os novos caminhos que nos levam a uma vida realmente saudável, de bem-estar e sem dependência farmacológica. Eu não sou o único que detém esse conhecimento, mas decidi dedicar a minha vida para que as Partículas Divinas possam chegar a todos, ainda que não a tempo de eu mesmo poder testemunhar essa transformação social tão importante, que vai mudar a história da humanidade.

Por tudo isso, percebi que eu deveria começar a divulgar essa informação. Por mais que pareça um trabalho de formiguinha, numa sociedade moldada pela gigante indústria farmacêutica, eu compreendi que esse é o meu papel na vida.

Não fui fazendeiro como eu queria, nem salvei os meus avós da ferrugem do tempo, mas sobrevivi a uma luta diária de vinte e um anos, que me fizeram sentir na pele a deterioração da vida de forma sofrida, compreendendo o que é conviver com a dor dia após dia e agradecendo por cada manhã que eu percebia que tinha sobrevivido.

Se eu passei por tudo isso e sei como mudar o rumo desse sofrimento, como ficaria calado? Eu espero evitar uma vida de dor para o maior número de pessoas possível neste mundo.

Viver no limiar da morte traz outros significados àquilo que denominamos como existência. A vida não é só matéria, não se trata apenas de nascer, crescer, estudar, trabalhar, casar, juntar bens materiais e morrer.

Vimos aqui para um processo de evolução, de crescimento, elevação de consciência, cada um num propósito específico, provavelmente traçado numa esfera espiritual, mesmo antes de nascermos.

A fé tem sido a minha maior lição e força nesta jornada, o que me permite suportar as dores e a insignificância diante de tudo que desconheço, enquanto o amor tem sido o merecimento de seguir minha jornada, com resiliência do fato de que devo me tornar uma pessoa melhor a cada dia.

Mathias Rocha

Eu não sabia que câncer era uma doença tão séria, muito menos que podia matar.

Confesso que fiquei em estado de choque, quando aos treze anos de idade a mãe de um amigo veio a falecer pelo mesmo tipo de doença que meu pai tinha suportado a vida inteira.

"Demorou para cair a ficha!"

Quando meu amigo me contou sobre sua mãe ter adoecido, eu simplesmente falei:

— Se meu pai consegue, sua mãe também vai conseguir!

Além do meu pai ter passado pela mesma experiência com uma relativa facilidade, ao menos na minha visão, ele era o médico dela, e na minha cabeça, tudo realmente iria ficar bem.

Então, quando infelizmente ela veio a óbito, foi que eu comecei a perceber que meu pai tinha criado outro mundo para mim, uma espécie de universo paralelo.

Meu pai descobriu o câncer em dois mil e um, eu sou de noventa e nove, então foi praticamente a minha vida inteira, por isso que, para mim, o câncer não era nada de especial.

Posso ouvir na minha cabeça, em vários momentos, o riso sincero, na voz do meu pai:

"Está tudo bem, Matt!"

Eu percebia o seu tom de pele, às vezes pálido, esverdeado ou cinza. Questionei algumas vezes:

— Pai, o que está acontecendo? Por que você está dessa cor?

— O pai está virando o incrível Hulk, filho!

Eu acreditava, achava a maior graça.

Meu pai sempre foi alegre e verdadeiro, nunca escondeu nada da gente, e isso me trouxe tranquilidade em tudo que vivi.

Estar ao lado do meu pai sempre foi leve e tranquilo, apesar de ele ter sido muito ríspido quando eu era novo e, efetivamente, só agora me dou conta do quanto essa rispidez devia vir da angústia causada pela incerteza que ele viveu.

"Caramba, foram vinte e um anos..."

Quando eu era criança, fizemos uma viagem inesquecível para a Nova Zelândia. Em um determinado dia da viagem, estávamos passando de carro por uma cidade no meio do nada e vimos um parque de diversões, e decidimos parar. Eu e meu irmão fomos às montanhas-russas, saltamos de *bungee jump*, fizemos quase tudo, faltou brincar em um último brinquedo. Era uma daquelas bolas de plástico, enormes e transparentes, para descer morro abaixo. É claro que eu queria que meu pai fosse conosco, então fui correndo até o carro:

— Corre, pai! Vamos!

Ele respondeu com bastante tranquilidade:

— Não vou, filho, estou meio baqueado hoje, vou ficar no carro.

Levou anos para eu descobrir que, naquele exato momento, ele estava ardendo numa febre de 42°C, mas ao mesmo tempo sorrindo para mim e meu irmão.

"Mas ele é médico, não sabia do risco que estava correndo?"

Hoje eu entendo que ele fez tudo para que eu e meu irmão tivéssemos uma infância feliz, acima da média. Como ele convivia com a realidade de que podia morrer a qualquer momento, ele não pensava duas vezes em nos proporcionar as melhores memórias possíveis.

Meu pai também sempre me ensinou que, independentemente do que vier a acontecer, o trabalho é sagrado, é algo que a gente tem de fazer.

Isso mexe muito comigo. Se eu me sinto cansado, triste, desanimado, com dor ou o que for, lembro do meu pai, tremendo, exaurido, indo todo santo dia para o consultório.

"Ele nunca deixou de trabalhar!"

Ele dizia, mesmo quando não estava bem:

—Vamos embora, vamos fazer acontecer!

Eu me pego respirando fundo agora.

A história da nossa ancestralidade é muito forte e simbólica. Meu avô era militar e por algum motivo, que até hoje desconheço, parece que os militares adoram caminhar, e meu pai perpetuou esse hábito em mim.

No meio de vários tratamentos:

— Vamos andar, filho?

— Mas, pai, você não está com dor?

— Estou ótimo, pequeno. Vamos!

Visivelmente, ele nunca estava ótimo, mas de uma forma que eu ainda não sei explicar, ao mesmo tempo ele estava ótimo. É assim que eu vejo meu pai, ele está ótimo, independentemente do que esteja acontecendo com ele.

Ele sentia muita dor nas costas, ficava todo travado e sua dor era visível. Ainda assim, sempre íamos fazer nossas caminhadas. Lembro de um dia que chegamos a caminhar dezesseis quilômetros na praia, até que ele disse:

— Matt, eu não aguento mais!

Eu fiquei meio preocupado, até porque ele nunca reclamava. De nada. Absolutamente nada.

Nós voltamos para casa.

— Você está bem, pai?

— Estou, deixa eu entrar um pouco na piscina para dar uma soltada na musculatura.

Sempre que ele falava isso, eu já sabia que estava doendo bastante.

Visivelmente, ele quase nunca estava cem por cento, era perceptível para todo mundo, mas ele ficava bem, de forma que não aparentava para ninguém. E menos ainda para mim, um adolescente que até então achava que câncer nem matava.

Todas essas lembranças da trajetória do meu pai são vivas na minha memória e me influenciam em quem eu sou e ainda estou me tornando.

"Se eu me tornar um terço do que ele é, serei muito! Definitivamente, o homem que eu quero ser!"

Com dezoito anos, tive um acidente na academia fazendo agachamento com um peso de duzentos quilos, que caiu sobre as minhas costas. Por conta disso, ganhei três hérnias na coluna de brinde. Quando estou com dor e a coluna vai travando por completo, eu me lembro da história do meu tataravô.

Dizem que ele estava trabalhando no moinho de cana de açúcar, quando perdeu um dos braços nas pás de moagem e, duas horas depois, ele estava lá, trabalhando com um só braço outra vez.

Quando alguém me questionava sobre qualquer tipo de dor, sempre vinha a pergunta:

— O que está doendo, dói mais ou menos que perder um braço?
— Dói menos.
— Então vamos para a luta!
E meu pai sempre foi o homem a repetir em inúmeras situações:
— Vamos para a luta, vamos fazer acontecer!

Seu tom sempre foi positivo, alegre e com uma fé inabalável de que tudo sempre iria dar certo, não importa o tamanho ou a gravidade da situação.

Por isso, quando eu descobri um tumor ósseo na minha perna, eu nem sabia dizer se doía muito ou pouco. O tumor já estava começando a rasgar o músculo, mas eu pensava comigo mesmo:

"Dói mais ou menos do que perder um braço? Dói menos."

Então eu decidia, simplesmente, desprezar a dor, com a mesma alegria que aprendi a ter do meu pai.

Se na nossa família tem homens fortes, há mulheres mais fortes ainda. Minha avó e bisavó aprenderam a atirar colhendo rosas com revólver. Elas davam tiros, de longe, acertando os pedacinhos exatos dos galhos, que fariam as rosas caírem no chão.

Eu admiro demais essa força, e a reverencio. Minha avó enfrentou seu pai para se casar com meu avô, foi uma das primeiras psicólogas do Brasil, extremamente culta, e quando teve um câncer de pulmão e teve que tirá-lo, enfrentou a doença de peito aberto.

Numa época em que nem se falava de empoderamento feminino, minha avó estava lá, colhendo rosa com tiro de revólver, deixando claro para qualquer um seu posicionamento e a força dentro de si.

Independentemente da força das mulheres da nossa família, meu pai sempre me ensinou:

— Você tem que respeitar todas as mulheres do mundo e nunca levantar a voz, muito menos a mão, para nenhuma delas.

Por outro lado, se fosse homem, aí a "porrada" estava liberada!

— Tem que se posicionar, Mathias! Senão a vida passa por cima de você!

Até hoje eu não precisei, mas se alguém tiver a audácia de falar mal do meu pai para mim, eu avanço!

Meu pai sempre foi muito protetor, aquele famoso pai coruja, peguei muito o espírito dele, de ser alto-astral, sempre feliz e emanando energia positiva.

"Vamos fazer acontecer!"

Ainda como estudante de Direito, acabei sendo o responsável pelo contrato de divórcio dos meus pais, e essa foi uma grande lição para mim, pois se juridicamente aquele contrato não fazia sentido, já que ele deixou todos os bens para a minha mãe, ao mesmo tempo, eu compreendi a ética e a moral com que ele me criou a vida inteira, era o correto a ser feito, independentemente do que o "juridiquês" falasse.

Alguns perrengues vieram depois disso.

No final daquele ano, nós estávamos numa fase bem difícil financeiramente, sem dinheiro algum. Lembro uma vez que estávamos numa padaria, comendo um sanduíche, quando eu olhei o saldo da conta bancária:

— Pai, a gente só tem cinquenta reais na conta.

Ele me olha, muito chateado:

— Desculpa, Matt!

— Desculpar pelo que, pai?

— Eu sou o provedor, Matt.

— Nós estamos juntos, sempre! Está tudo bem! A gente só precisa parar de comer.

Rio, mas ele fica em silêncio, mais chateado do que deveria.

Eu só imagino como deve ter sido difícil para ele, até porque ele sempre fez o papel de provedor da família.

Toco seu ombro:

— Pai, a gente já passou por momentos difíceis, talvez venham outros mais pela frente, mas não importa. Eu estou contigo, estamos juntos, para sempre.

O meu pai é a pessoa mais forte que eu conheço e o meu primeiro e maior exemplo.

Eu o vi chorar duas vezes, uma vez quando eu tinha uns quinze anos e a outra quando seu melhor amigo faleceu.

Essa primeira vez aconteceu no meio de um dos seus tratamentos, ele passou muito mal na nossa casa, foi um desespero.

Ouvi a voz da minha mãe gritando:

— Socorro, socorro, o Tércio precisa de Valsartana!

Chego correndo e olho para o meu pai, que está pálido e visivelmente fraco.

Eu simplesmente não penso.

Saio correndo de casa, descalço e de cueca, para comprar o remédio.

Chego à farmácia, gritando:

— Eu preciso de Valsartana, pelo amor de Deus! É para o meu pai! Valsartana, preciso agora!

As pessoas me olham num misto de pena pelo meu desespero e surpresa pelos meus trajes: de cueca, descalço e sem dinheiro!

— Toma, filho, toma!

Saio correndo e nem me dou conta, naquele momento, de que deveria pagar pelo medicamento.

Corro feito um louco até em casa:

— Toma, pai, toma, seu remédio.

Eu me sento na cadeira da sala, e vendo meu pai ali, sem saber se ia ficar tudo bem ou não, eu começo a chorar.

— Não chora, Matt!

Nós choramos juntos. O que hoje eu entendo, que da minha parte foi o medo de perder o meu pai, e da parte dele, de não ter conseguido disfarçar o suficiente naquele dia.

Acredito que foi a primeira vez que entendi a gravidade do câncer que ele sofria. O mundo de fantasia e de incrível Hulk que ele tinha criado para mim já não estava funcionando mais.

Depois da descarga de adrenalina, eu voltei para a farmácia, devidamente vestido, e paguei pelo remédio.

Eu me pego respirando fundo outra vez.

Tenho orgulho da história do meu pai, mas se revivê-la em minhas lembranças me dói, fico pensando no quanto doeu para ele, enquanto criava outro mundo para mim e para meu irmão.

Por isso e tanto mais, eu digo com todas as letras que meu pai é meu porto seguro. Se eu tenho qualquer problema, ele é a primeira pessoa para quem eu vou ligar. Se eu não consigo dormir à noite, preciso conversar com alguém, desabafar ou o que for, é com ele que eu falo.

Meu pai é a pessoa que está comigo para absolutamente tudo!

E eu estou com ele para absolutamente tudo!

Capítulo 5
CONCLUSÃO

"O descontentamento é o primeiro passo na evolução de um homem ou de uma nação."

Oscar Wilde

Por quanto tempo vive o homem? Qual o objetivo de sua existência? As velhas perguntas *"De onde viemos?"* e *"Para onde vamos?"* não são as únicas que permeiam o existir. Desde que não se viva na alienação e de modo absolutamente inconsciente, é natural que o ser humano se questione os porquês de estar vivo em vários momentos de sua jornada.

Vive-se uma crise existencial desde sempre, em busca de respostas que raramente chegam ou fazem sentido. Numa pequenez irritante, temos a oportunidade de experienciar poucos instantes de paz e completude, que arrisco afirmar: são os momentos em que nos conectamos com o lado de lá, com o espiritual que ninguém pode dizer ao certo como é, mas somente sentir, com o tamanho da fé de cada um.

As perguntas sempre fizeram parte da minha vida, tanto que se misturam ao meu próprio ser:

"Eu estou fazendo certo, minha Mãe? Foi para isso que eu vim? Como honrar a minha ancestralidade e agradecer por tudo o que eles fizeram e foram antes de mim? Eu estou cumprindo o meu objetivo? Estou vivendo de forma correta? Irei deixar um mundo melhor para meus filhos e pacientes? Como saber se estou dando o melhor de mim? Quando chega o fim? Como é que se morre, Mãe? A Senhora vai estar lá quando chegar a hora, segurando a minha mão? A senhora sente orgulho de quem me tornei?"

A vida sempre chega a um instante final, é assim desde que chegamos ao mundo: o homem nasce, cresce, se desenvolve e morre, num velho molde padrão e pouco flexível, estabelecido pela sociedade e pela própria natureza. Dentre tantas dúvidas que podem diferir entre uma pessoa e outra, é certo que todos buscamos dar um sentido ao viver. Assim, alguns cultivam o amor, outros, o trabalho, o dinheiro, a si mesmos, a família, os amigos, a diversão e até mesmo a alienação.

Numa busca incerta e jamais totalmente compreendida, o ser humano procura um propósito para se dedicar e acreditar que sua existência não é em vão, mas carrega um significado maior. Se isso é verdade, penso que um dia, do lado de lá, todos iremos descobrir.

Mas eu ainda estou aqui, e na minha inquietação, que nasceu ainda menino, sobre a ferrugem dos meus avós, absorvendo as histórias de família, como o Dragão de São Jorge e a perda do braço de meu bisavô, e tudo o que vivi depois, posso dizer que encontrei na Medicina e na transformação que sugiro a ela o meu propósito de vida.

— Eu terei tempo o suficiente, Minha Nossa Senhora?

É provável que não.

Entre o *"De onde viemos?"* e o *"Para onde vamos?"*, é fato que jamais saberemos com exatidão o ponto final de nossa história na Terra, mas como já dizia meu avô:

— A vida é uma corrida de bastão, meu filho, e nós temos que saber passar o bastão com elegância!

Eu não sei quanto tempo de vida eu ainda terei o privilégio de experienciar.

— Ahhhh.

Suspiro e me pego balançando o pescoço para cima e para baixo.

Inevitavelmente, penso na Martha e nos meus filhos:

— Deus queira que muito. Sob a luz de minha Mãe.

Neste exato momento, vivo a plenitude do amor, a motivação do trabalho na inovação na medicina regenerativa e a esperança de estar cumprindo o meu propósito de vida.

— Chegou a hora do mulato, pobre e feio passar o bastão, vô.

Respiro profundamente...

"Que eu saiba passá-lo com elegância!"

Propósito

Quanto tempo leva para cada um de nós descobrir o seu propósito de vida?

Durante alguns anos, eu acreditei que o meu destino seria administrar a fazenda do meu avô. E foi na desconstrução brusca dessa crença que eu sofri a minha primeira grande frustração, ainda adolescente.

Não faço drama a respeito do ocorrido e muito menos me colocaria na posição de vítima.

"Tem muito frouxo nesse mundo, meu filho. Deus precisa de você para ir além do frouxo."

Em toda a minha trajetória, pude constatar que o caminho contrário ao de ser frouxo, do qual fugi constantemente, sempre foi a estrada que me levou a enfrentar as dores, até mesmo o ponto exato, onde chamava esse sofrimento para mim. A dor é o que enobrece o homem, o sofrimento molda sua alma, e toda dificuldade o engrandece quando ele a encara como desafio e uma lição a ser aprendida.

"A ferida é por onde a luz entra em você."
Rumi

Se aos trinta e cinco anos de idade eu acreditava estar no auge porque já me via um médico de renome, bem-sucedido e de sucesso financeiro, foi algum tempo depois que percebi que ali, na verdade, havia sido o auge de toda a minha arrogância e prepotência.

Não é fácil admitir a própria sombra, mas é quando se olha para ela que também nos tornamos aptos a enxergar a nossa própria luz.

O câncer me deu vida! Minha ancestralidade me deu força e iluminou meu caminho, assim como minha Santa Mãe. As dores foram a minha luz! Até que eu alcançasse o devido merecimento da luz pelo amor.

Em tantos altos e baixos e talvez mais baixos do que altos, eu me fortaleci o bastante no conhecimento e nas experiências de vida, para hoje abraçar o meu propósito e a sugestão de disrupção de como a Medicina vem sendo trabalhada em todo o planeta.

Se estamos mesmo vivendo uma transição planetária e evolução coletiva do nosso nível de consciência, é chegada a hora da conscientização, ainda que a conta-gotas, do modo como iremos viver daqui para a frente.

Não basta mais nascer, crescer, se desenvolver e morrer, é preciso viver uma vida com significado, abraçando o ético e o correto naquilo que serve ao coletivo, e não mais somente ao individual.

Ainda que sejamos saudáveis uma trajetória inteira, a ponto de nunca adoecermos, sabemos da dor daqueles que passam a vida lutando por uma mísera sobrevivência, às custas de remédios e inúmeras limitações geradas pela própria enfermidade e pelos efeitos de seus tratamentos. Vive-se numa cama de hospital, prostrado e com uma alma que morre lentamente a cada dia.

Mas precisa ser assim?

Não, não precisa, não pode e não deve ser assim.

A vida é para ser vivida.

"Eu vim para que tenham vida, e vida em abundância."
João 10:10

A disrupção

O conhecimento que proponho é a divulgação e o compartilhamento de tudo que aprendi e vivo na Medicina, seja como médico, como paciente e agora principalmente como órgão multiplicador.

Após vinte e um anos sofrendo uma morte lenta, da qual eu não tinha clara noção se sobreviveria ou não, entendi o peso de uma vida enferma, no definhar de cada dia. A espiritualidade me colocou neste lugar para que eu compreendesse na pele e na carne o peso de estar do outro lado de quem tem o poder de cura em suas mãos.

Antes foi preciso sofrer, vivenciar a dor, para depois me encontrar no lugar privilegiado de quem cura. Foi assim comigo e ainda é, porque a vida me obrigou a isso, e só depois, maduro e consciente, eu me abri cada vez mais para essa verdade.

E eu lhe pergunto: de que lado está a indústria farmacêutica?

Ao mesmo tempo em que ela promove uma cura medicamentosa, não por acaso, ela se tornou a indústria mais rentável deste planeta, a partir da fabricação de medicamentos necessários e outros nem tanto assim. E ainda alguns com necessidade plantada, como de remédios supostamente psiquiátricos.

No documentário *Psiquiatria, uma Indústria da Morte*, pode se testemunhar a trajetória dessa indústria através de marketing específico, que criou e propagou doenças ainda inexistentes, seguido de uma suposta necessidade de remédios e, por último, o lançamento de medicamentos para tal, num ciclo que fortaleceu e enriqueceu a indústria, para após anos se ter os mesmos remédios proibidos para venda, devido ao número de efeitos colaterais perigosos e danosos para a população.

É inacreditável que isso ainda aconteça e a maioria das pessoas não se dê conta dessa dinâmica. É necessário que haja uma conscientização em massa sobre o assunto, para que possamos viver uma nova qualidade de vida e rever a forma como cuidamos de nossa saúde.

Com informação, conhecimento e cautela!

Fonte:
https://www.youtube.com/watch?v=XND5uQlJAwo

Não podemos mais fechar os olhos e tapar o sol com a peneira, sobre a verdade de habitarmos um mundo capitalista, cheio de interesses gananciosos, os quais giram em torno de poucos privilegiados, aqueles que detêm o poder do conhecimento, do dinheiro e de decisão que acabam por reger o restante de nós.

A evolução demanda coragem, pessoas que se colocam à disposição de um todo e não apenas dos interesses que permeiam a si mesmas.

O objetivo deste livro e do documentário *Partículas Divinas* é o compartilhar deste conhecimento, uma conscientização do quanto podemos melhorar a maneira como cuidamos de nossa saúde hoje e como essa forma de cuidar pode se transformar em algo muito melhor, menos invasivo, mais barato, duradouro e de real qualidade de vida.

Repito:

"A medicina regenerativa não garante dias de vida a mais, mas garante mais vida nos dias que já se tem."
Tércio Rocha

Partículas Divinas são a esperança de, ao menos, um pequeno passo para o futuro da humanidade, sobre como vamos lidar com a nossa saúde de agora em diante.

A cura pelas Partículas Divinas

O quanto o ser humano estaria disposto a pagar pela saúde de alguém que ama? Ou por si mesmo, em nome de uma terceira idade mais digna e feliz, sem medos?

Sabemos que mesmo quem tem alto poder aquisitivo, se não tiver informação, não terá condições de usufruir o melhor da saúde nem de promovê-la para seus entes queridos.

O episódio da pandemia da Covid-19 foi um bom exemplo disso. Milhares de pessoas morreram por falta de atendimento e muitas simplesmente pela falta do conhecimento de que as células-tronco poderiam ter salvado suas vidas.

Embora o preço não fosse acessível a todos, ainda assim, poderia ter resgatado um número maior de vítimas do coronavírus, uma vez que todas as atrofias pulmonares e capacidades ventilatórias são afetadas pela Covid-19, mas tudo isso é cem por cento recuperado pelas células-tronco.

Vimos o mundo inteiro chorar e enterrar seus mortos, porém não devemos mais nos lamentar pelo fato, mas, sim, nos atentarmos a ele, para que não se repita, já que as Partículas Divinas estão aí, para mudar o curso da história, seja diante de possíveis novas pandemias, seja diante de todas as enfermidades e dificuldades que já existem, ou outras, que irão surgir.

Doenças consideradas incuráveis, durante décadas, como a Aids, o autismo e o Mal de Alzheimer, têm se mostrado agora curáveis com o uso das células-tronco.

Só precisamos de conscientização, para que as pessoas se movam, falem, propaguem. Os movimentos seguintes são consequência de uma fluidez natural, que fará com que, pouco a pouco, novas ideias surjam, novos projetos de lei, novos incentivos, novos estudos, novas pesquisas etc.

Uma vez que as pessoas tomem consciência de modo coletivo, o novo conhecimento passa a fazer parte de um todo, que se movimenta naturalmente em prol de um novo curso, na evolução natural da humanidade.

> *"Toda grande caminhada começa com um simples passo."*
> **Buda**

Ainda que a pandemia num estágio desastroso tenha chegado ao fim, ainda somos reféns de muitas doenças, algumas degenerativas e cruéis, que nos colocam num destino infeliz com um temeroso fim.

Eu já trabalho contra várias doenças, algumas relacionadas à demência, como o Alzheimer, outras com sintomas relacionados a um pós-AVC, problemas cardíacos adquiridos, principalmente pós-pandemia e tantas outras, onde as células-tronco têm se mostrado totalmente eficazes para sua recuperação.

Todos os médicos sonham em curar doenças de sua área de atuação, mas sabemos que a cura é momentânea, quando o que almejamos é algo definitivo e estático. Só que a vida é um verbo dinâmico, aquilo que está sempre em movimento não se controla, apenas se segue com ele.

Comprar a cura seria o sonho da carta de alforria para todas as doenças futuras, mas viver é um risco permanente. Por isso, dentro de uma natureza perfeita, as células-tronco circulam no nosso sangue, vinte e quatro horas por dia, para suportar todos os imprevistos.

Viver é um risco, mas um risco que vale a pena.

Com o acesso às Partículas Divinas, do seu conhecimento, tratamento e benefícios, o risco torna-se bem mais leve!

Uma história feliz!

Muitas pessoas ao meu redor, ainda que dotadas de conhecimento médico e científico, carregam dúvidas ou descrença sobre a potência das Partículas Divinas. Há muito para se desmistificar para a democratização desse conhecimento, justamente pelo pouco que se fala, pelo pouco que se lê e se fica sabendo.

O ser humano ainda precisa ver para crer. E mais uma vez, eis meu propósito em relação ao livro e ao documentário *Partículas Divinas*: trazer à tona um bem que já existe e que futuramente deverá ser de uso de toda a humanidade, acessível, transformando a qualidade de vida em todo o planeta.

Pouco tempo atrás, a mãe de um amigo, uma senhora de noventa e oito anos, estava sofrendo de Alzheimer, há quase dois anos. Ela já não reconhecia mais ninguém, estava praticamente inutilizada física e mentalmente falando, deixando seus entes queridos perdidos no que poderiam proporcionar a ela.

— Minha mãe está fora da casinha, Tércio. Já não há mais o que fazer.

— Há sim, meu amigo.

Ele me olha, assustado:

— Mas como? Nenhum médico nos deu esperança.

— As Partículas Divinas não trazem apenas esperança, mas a cura, meu caro amigo.

Com certa resistência e um espaço de tempo, meu amigo concordou em tratar sua mãe com células-tronco, ciente de que as primeiras reações começariam a partir do terceiro mês e se completariam com seis meses em curso. E melhor: sem qualquer efeito colateral.

O resultado foi que, no final do quinto mês, após a infusão endovenosa de 200 milhões de células-tronco, aquela senhorinha considerada sem esperança começou a surpreender a todos na família. Ela começou a cumprimentar as pessoas novamente e depois a reconhecê-las, pouco a pouco, uma a uma.

Que preço meu amigo teria se disposto a pagar pelo que veio a acontecer em seguida?

Um belo dia, ele estava passando pela sala, quando sua mãe o abordou:

— Eu amo você, filho!

Meu amigo segurou o choro e apenas se permitiu saborear o momento de ter sua mãe de volta à vida. Abraçou-a:

— Eu também amo você, mãe!

O auge foi quando, morando na Avenida Vieira Souto, em frente ao belo mar do Rio de Janeiro, a senhorinha decidiu se levantar e ir até a praia.

— Como assim, você que ir à praia, mãe? Faz mais de um ano que você não sai de casa.

— Eu preciso comprar um chapéu.

Meu amigo ficou olhando, sem saber o que dizer, mas prontamente decidiu realizar a sua vontade, feliz por ver que havia vida dentro dela novamente.

Sua mãe levou quinze minutos para completar o trajeto, mas foi um salto para quem estava num estado quase vegetativo.

Logo, na orla, a senhora se mostra altiva e feliz:

— Moço, moço, vem aqui!

Ela toca e experimenta todos os chapéus de um ambulante e escolhe um dos mais bonitos. Artista plástica aposentada, dá dicas sobre como ele pode deixar seus produtos ainda mais bonitos e atraentes para a venda.

— Este aqui, moço, você pode colocar uma fivela. E neste outro, uma fita laranja.

Você pode imaginar a surpresa do filho dessa senhora? E a minha realização como médico?

São essas pequenas alegrias que reforçam o meu propósito e a certeza de que são as Partículas Divinas que vão transformar a vida e a qualidade das pessoas no futuro. Elas já estão transformando, mas apenas um número ínfimo de indivíduos que possuem acesso a elas, quando a meu ver, o divino enviado para nós deve ser acessível a todos e quem quer que seja.

Esta é a minha luta, a minha trajetória e motivação para continuar trabalhando.

A cura está no próprio ser humano!

Nas Partículas Divinas, em nós e para nós!

Para que nos serve o dinheiro

Meu avô sempre dizia:

— *Deus pune enriquecendo as pessoas, meu filho. Tem que saber para que serve o dinheiro, para fazer bem aos que estão acerca de nós.*

Eu tive meus altos e baixos financeiros no decorrer do caminho e aprendi, desde cedo, que dinheiro é uma coisa que vai e vem, devemos trabalhar por ele, com esforço, mas jamais passando por cima de alguém ou de princípios éticos.

O trabalho é uma das melhores leis da vida, nos mantém em movimento, úteis, ativos e produtivos. Quando meu avô me falou que iria me deixar a melhor herança de todas, que não seria a fortuna, mas a conquista, era a essa percepção que ele se referia, a de me ensinar a correr atrás, a lutar por algo, usando a força que tenho dentro de mim para sobreviver, crescer e me tornar alguém nesta vida.

"Será que tem orgulho de mim, vô?"

O dinheiro nada mais é do que uma energia que vem das nossas ações, como consequência daquilo que pensamos, sentimos e, principalmente, fazemos.

Infelizmente, vivemos num mundo onde a maioria dos interesses não carrega esse princípio, e a minha luta pela divulgação das Partículas Divinas vai de encontro com esses interesses. Por isso, a necessidade da informação, de modo que a consciência coletiva possa atuar como papel determinante para essa transformação.

Hoje, as Partículas Divinas têm um alto preço, o que limita o seu uso para a maioria das pessoas, mas eu acredito piamente que isso pode mudar, e eu espero estar colaborando para isso neste exato momento.

— Sim, eu: o mulato, pobre e feio!

"Mas filho de Nossa Senhora!"

É hora de passar o bastão

Penso nas palavras do meu avô:

— *A vida é uma corrida de bastão, e nós temos que saber passar o bastão com elegância!*

O conhecimento se multiplica cada vez que é compartilhado. Tenho ensinado meus protocolos com células-tronco já há alguns anos e tenho certeza de que eles serão aprimorados com o tempo, nas mãos de outros médicos e especialistas, o que me causa orgulho e satisfação.

Outras doenças serão curadas, outras pessoas serão beneficiadas pelas Partículas Divinas, inclusive quando eu não estiver mais aqui. Mas enquanto estiver vivo, estarei compartilhando desse conhecimento e, se possível, sempre em maior escala.

O mulato, pobre e feio, ainda que agora em sua melhor versão, tem consciência da finitude desta vida.

"Obrigado, minha Mãe, por toda essa trajetória!"

Passar o bastão é ensinar o que se sabe, com humildade e com a certeza de que se cumpriu o propósito de vida, exatamente como tinha de ser. A elegância consiste em fazê-lo com amor e respeito aos que chegam depois.

Vida é impermanência.

Hoje estamos aqui, amanhã... quem sabe?

O encontro

Eu estou caminhando na Fazenda da Chamusca, o sol cega os meus olhos por um segundo. Encho o peito de ar e apenas sigo.

"Como eu cheguei até aqui, meu Deus?"

Eu não compreendo, mas sinto que não importa. Apenas caminho.

Sinto no peito o coração bater tranquilo, ao mesmo tempo que me emociono por estar aqui outra vez:

— Mas não é possível!

"Como eu vim parar aqui? Que dia é hoje?"

Paro um instante e fecho os olhos. Respiro profundamente e solto devagar:

— Ahhh...

Abro os olhos e faço um giro lentamente com o corpo, olhando ao meu redor. Volto a dar meus passos, sentindo o chão de terra debaixo dos meus pés.

Ouço o barulho do meu caminhar e continuo.

Um passarinho amarelo e laranja faz um rasante à minha frente e eu rio, seguindo com os olhos em sua direção.

De repente, do ponto onde o passarinho faz seu pouso no chão, vejo um vulto vindo ao meu encontro.

— Mas quem é?

Uma paz e uma emoção me invadem, conforme essa pessoa se aproxima.

"Parece uma mulher."

Ela está vestida de branco e parece ter um manto.

Caio de joelhos no chão:

— Minha Nossa Senhora das Graças?

Meus olhos automaticamente se enchem de lágrimas que escorrem pelo meu rosto.

Mal consigo olhar para ela, meu coração dispara, a respiração acelera.

"Não ouso olhar, não ouso olhar!"

Mantenho a cabeça baixa, segurando as mãos em frente ao corpo, ainda de joelhos.

Ela finalmente está perto de mim.

Caio num choro profundo, tamanha paz e sentimentos que enchem o meu ser.

"Eu nunca senti isso!"

— Oi, filho! - ouço sua voz cheia de ternura.

Sinto sua mão tocar a minha cabeça:

— Levante-se, Tércio. Olhe para mim.

Eu obedeço. Limpo o rosto com as mãos, ao mesmo tempo que me ergo, e finalmente tenho coragem de olhar para ela. Minha voz sai, embargada:

— Mãe. Você aqui?

Encaro-a e vejo algo que nunca vi em toda a minha vida. Um amor sem fim que parece sair de seus olhos e se move até os meus.

Ela pergunta:

— Vamos caminhar?

Sorrio:

— A senhora vai caminhar comigo?

Ela esboça um sorriso e dá seus primeiros passos.

Sigo com ela, em silêncio, sentindo sua presença, que emana uma paz indescritível.

O vento bate em meu rosto, misturado ao som dos galhos das árvores dançando e o cheiro da relva por todos os lados.

Espio Nossa Senhora ao meu lado e me sinto absolutamente preenchido.

Atrevo-me a perguntar:

— Eu morri?

Ela sorri, olhando para frente:

— Você acredita que morreu?

Toco algumas partes do meu corpo, tentando formular uma resposta.

Paro um instante:

— Eu não sei. Acho que estou vivo, mas dentro de mim tem algo que nunca senti. É assim que se morre, mãe?

Ela ri:

— Talvez não seja sua hora ainda, Tércio.

— Não?

Ela sorri, sem responder.

Caminhamos outra vez.

— Por que eu estou aqui?

Ela aponta para a frente:

— Você tem um encontro, filho.

Olho para o horizonte, mas não vejo nada:

— Um encontro? Com quem?

Nossa Senhora faz cara de mãe, quando precisa repreender um filho:

— Apenas caminhe, logo você vai saber.

Ouço vozes do meu lado direito, como se fosse o fundo sonoro de um filme. Viro para o lado e vejo alguns vultos de longe, misturados a uma névoa:

— Quem são?

— Olhe direito, Tércio, eles vieram cumprimentar você.

Paro e viro meu corpo em sua direção. Vejo um homem, sem um dos braços, acenando para mim.

Solto num tom muito surpreso:

— Mas é meu bisavô?

Nossa Senhora assente. Eu balanço a cabeça para os lados, não acreditando no que meus olhos veem.

— Meu avô, meu outro avô, minha avó, a outra avó, meus tios, estão todos sorrindo para mim!

Nossa Senhora se posiciona rente a mim e toca levemente o meu braço:

— Aproveite, eles vieram ver você.

Eu não consigo conter o choro e nem me mexer, algo me segura exatamente onde eu estou, como se fosse um limite entre dois mundos.

Observo o sorriso dos meus avós e percebo alguém vindo por detrás deles:

— Pai?

Eles ficam enfileirados, sorrindo para mim. Olho firmemente no rosto de cada um, piscando para derrubar as lágrimas que me cegam, de segundo em segundo:

Solto em voz alta, misturada ao choro:

— Eu amo vocês, eu amo vocês. Obrigado por tudo. Obrigado por estarem aqui.

Sinto vontade de me ajoelhar e encaro Nossa Senhora, que parece ler meus pensamentos:

— Ajoelha, filho.

Caio de joelhos e choro, diante da minha ancestralidade, que parece ir se enchendo de pessoas atrás daqueles que conheço e reconheço.

Não consigo parar de agradecer:

— Obrigado, obrigado, obrigado.

Em meio a sorrisos, sua imagem vai sumindo e a névoa se desfaz.

Minha Mãe toca a minha cabeça:

— Vamos, filho!

Eu me levanto, fungando, ainda descompensado com o choro e tamanha emoção dentro de mim.

Não entendo o que está acontecendo.

— Apenas venha comigo. – Ela me diz.

Estamos novamente andando, quando me recomponho.

Desisto de compreender. Se morri, devo dizer que gostei de morrer, nunca me senti tão bem em toda minha existência.

Olho de lado para Nossa Senhora e aprecio o momento: o sol reluzindo, dificultando a visão em alguns instantes, a brisa, mas principalmente a presença Dela, que me faz querer estar aqui.

"Para sempre, minha Mãe. Para sempre!"

Ela interrompe meu pensamento:

— Não é para sempre, Tércio.

Eu me viro em sua direção, como um garoto teimoso:

— Por que, Mãe? Eu quero ficar!

— Não. Você ainda tem muito o que fazer.

Ela aponta para trás de mim:

— Olha!

Eu me viro e vejo meus dois filhos, ainda pequenos, brincando com a Martha.

Eu questiono:

— Mas meus filhos não são mais desse tamanho.

Ela ri:

— Dentro de você, eles sempre serão desse tamanho.

Uma lágrima escorre pela minha face.

Faço uma respiração forte, pesada:

— Sinto falta dele, Mãe!

Ela toca meu ombro:

— Ele vai voltar, não se preocupe.

Observo meu filho mais velho, correndo atrás do mais novo, e vem um aperto no peito:

— Por que ele se afastou de mim?

Nossa Senhora balança o rosto levemente para os lados:

— Não são questões suas. Tenha paciência.

Ela volta a caminhar e ouço a risada alegre e viva da Martha. Sorrio, de orelha a orelha:

— Foi você que trouxe ela para mim, não foi, Mãe?

Ela ri:

— Mas é claro que foi. Não viu a medalha no pescoço dela?

Damos uma boa risada juntos e ficamos um de frente para o outro, sorrindo.

"Eu não acredito que estou de frente para Ela, meu Deus: Minha Nossa Senhora..."

Ela volta a caminhar, a sigo e vejo meus filhos e Martha sumirem, da mesma forma como sumiram meus avós e todos os meus.

Suspiro:

— Obrigado, minha Mãe. Eu não sei que encontro é esse, mas eu nunca fui tão feliz em minha vida.

"Não quero que esse dia acabe!"

Ela me olha e espreme os lábios, demonstrando com o semblante que está atenta aos meus pensamentos.

Fico quieto e sigo.

Em silêncio, a reverencio internamente.
O mesmo passarinho voa em frente a nós e pousa numa árvore.
Decido fazer uma pergunta:
— A Senhora está orgulhosa de mim? Eu estou vivendo do jeito certo?
Ela sorri:
— É... o mulatinho, pobre e feio está se saindo bem...
Caio numa gargalhada feito criança.
Falo com firmeza:
— Eu não fui frouxo!
Ela ri:
— Não, não foi...
Suspiro, de tanto contentamento.
Ela acrescenta:
— Todos eles têm orgulho de você, Tércio.
Meu peito se enche de orgulho. Ela adiciona:
— E eu também, filho.
Volto a atenção para a grama fofa e tão macia.
Percebo que uma sombra se aproxima sobre Ela e eu.
"O que é isso?"
O céu escurece sobre nós.
Vários pontinhos brilhantes como pequenos vaga-lumes surgem ao nosso redor. Eu tento tocá-los, mas são como luzes que somem, conforme eu movo minhas mãos sobre eles:
— O que é isso? – pergunto.
— Você não adivinha?
Sinto uma força em meu coração:
— As Partículas Divinas?
Nossa Senhora sorri e assente.
Admiro o movimento lento das partículas no ar.
— Que lindo, Mãe...

A sombra lentamente começa a desaparecer. Tento tocar as partículas novamente, antes que elas sumam.

— Continue com o seu propósito, meu filho!

Elas somem e nós seguimos caminhando.

"O quanto nós caminhamos até aqui?"

Olho para trás, admirando a beleza da fazenda e tentando calcular a distância que percorremos.

Minha Mãe chama a minha atenção:

— Para frente, Tércio, sempre para frente!

Eu obedeço.

"Quem será que nós estamos indo encontrar?"

Ouço um risinho de Nossa Senhora.

Rio:

— A Senhora está lendo tudo o que eu penso?

— Sempre.

Percebo nossos passos e pergunto, curioso:

— Quem é que vamos encontrar?

— Ela está chegando, filho.

"Ela?"

— Sim, ela.

Nossa Senhora aponta para frente e surge uma criança:

— Ela. Olha lá!

Eu não sei quem é, mas corro em sua direção, como se a conhecesse há muito tempo, e me abaixo, simplesmente abrindo meus braços e a envolvendo contra meu corpo.

Sem pensar, seu nome sai de minha boca:

— Mariana...

Eu me afasto do abraço para olhar seu rosto e vejo em sua feição a semelhança com a Martha. Toco seu rostinho e sinto um amor, que parece de outras vidas.

"Como eu a reconheço tão bem?"

A menina me responde:

— Oi, pai!

Ela me encara com afeto. Tem um brilho único no olhar.

Meus olhos se enchem de lágrimas e ela sai correndo pela grama, com um vestidinho azul e branco.

Uma névoa se levanta e eu busco a menina com os olhos por todos os lados.

Eu chamo:

— Mariana, Mariana!

Olho ao meu redor e não vejo mais ninguém, nem a minha Mãe.

— Nossa Senhora. Onde você está?

Ouço a voz da pequena Mariana rindo e seus pés correndo para longe de mim, mas não consigo mais alcançá-la em nenhum lugar.

Grito:

— Mariana, filha!

Eu me desespero, girando o corpo por todos os lados, e me sinto sozinho.

— Cadê você, minha Mãe?

Ouço sua voz com ternura:

— Você não está sozinho, filho. Nunca esteve.

Eu choro, procurando a Mariana.

— Mariana, filha...

A voz de Nossa Senhora chega de longe como se estivesse indo embora:

— Vá em paz, meu filho, você ainda tem muito o que fazer. E logo ela vai chegar.

O chão some diante dos meus pés e sinto meu corpo caindo num abismo. O ar me falta.

Dou um pulo na cama e grito:

— Mariana! Mariana!

Eu me percebo em meu quarto, sem ar, suando, o coração disparado. Martha está ao meu lado, já sentada e assustada:

— O que foi, amor?

Aponto para a frente, como se ainda pudesse enxergar a névoa e a fazenda:

— A Mariana... Nossa Senhora... elas estavam lá...

Martha toca meu rosto, assustada:

— Calma, Tércio, foi um sonho.

Respiro e observo em volta:

— Mas foi real, eu sei que foi real. Estava todo mundo lá, você...

Ela me olha, ainda surpresa e amorosa:

— Você sonhou, amor.

"Mas não é possível... foi tão real."

Respiro e fecho os olhos um instante, tentando me recompor.

Abro os olhos e me conecto com o momento presente.

Toco a barriga da Martha:

— Ela está chegando, Martha.

Ela pergunta, um pouco confusa:

— Quem, amor?

— A Mariana, nossa filha.

Eu abraço minha esposa e agradeço a Nossa Senhora, em meus pensamentos.

"Obrigado, Minha Nossa Senhora das Graças! Que a minha tarefa aqui na Terra possa se cumprir antes de minha partida. Que a graça do conhecimento e do meu acesso às Partículas Divinas não tenha sido em vão. Muito obrigado, minha Mãe, muito obrigado!"

BÔNUS

"É muito melhor viver sem felicidade do que sem amor."

William Shakespeare

> *"Eu não estou ficando velho, estou me tornando Paris!"*
> **Tércio Rocha**

> *"Onde quer que a arte da medicina seja amada,
> haverá também amor pela humanidade."*
> **Hipócrates (460 a.C. a 370 a.C.)**

Eu estou num quarto de hotel, em Brasília.

Acendo uma vela, coloco as duas mãos sobre o peito e faço a minha oração para Nossa Senhora das Graças:

— Eu vos saúdo, ó Maria, cheia de graça! Das vossas mãos voltadas para o mundo, as graças chovem sobre nós. Nossa Senhora das Graças, vós sabeis quais as graças que são mais necessárias para nós. Mas eu vos peço, de maneira especial, que me concedas esta que vos peço com todo o fervor de minha alma.

Suspiro e acrescento:

— *É tempo de passar o bastão, minha Nossa Senhora!*

Meu avô sempre dizia que um dia essa hora ia chegar. Não basta passar o bastão, mas devemos passá-lo com elegância.

Eu me sento numa poltrona e fico olhando a vela queimar.

Respiro fundo, fecho os olhos, lembrando do meu pai. É como se pudesse ouvi-lo dentro de mim:

— *Preste atenção, filho. Você tem três problemas muito sérios. Primeiro, você é mulato. Segundo, você é feio. E terceiro, você é pobre!*

Eu tinha apenas sete anos e a fala acima se tornou uma das maiores lições que recebi na vida. E posso dizer que estou indo muito bem, obrigado! Até porque a frase não parou ali.

Naquela época, eu era realmente bem menino e meu pai me trouxe grandes ensinamentos sobre a vida. Ele estava sendo honesto, dentro de tudo que acreditava e da forma como foi criado. Naquele tempo, bem diferente dos dias atuais, dizia-se que aos sete anos de idade um moleque deixava de ser anjo para virar homem. Meu pai já estava me educando para eu ser quem sou hoje.

E não é que deu certo?

Calma lá! Eu vou chegar no momento exato dos três elogios!

Sou de uma geração um tanto diferente dos jovens de agora.

Cresci no tempo em que gente velha era considerada uma verdadeira enciclopédia ambulante, não existia Internet, celulares e computadores. Com sorte, tínhamos bons livros e quiçá alguns bons em língua portuguesa.

Falo em voz alta comigo mesmo:

— *Tá, tá, eu entendi, vou me explicar melhor.*

Primeiro, eu preciso contar um pouco sobre a história dos meus avós e a influência que eles exerceram em minha vida.

Meu avô paterno não foi apenas um avô, mas um ídolo, um herói, em todos os sentidos que essa palavra pode denotar. Imagine que ele fugiu de casa, aos sete anos de idade, porque levou uma surra da madrasta, por um motivo mais surpreendente do que a própria fuga.

Meu avô, que já era órfão de mãe, filho de açoriano, viu o pai se casar com uma nova esposa, um pouco limitada, culturalmente falando. Certo dia, ele, que adorava ver as estrelas, perguntou para a madrasta o que era aquela mancha na lua, que ele estava vendo. A mulher respondeu que se tratava de São Jorge matando o Dragão.

— *Quê?*

Meu avô, já muito inteligente, disse que aquilo era impossível, pois São Jorge não poderia matar o Dragão todos os dias, no mesmo horário e ainda na mesma posição.

A mulher, irritadíssima, deu uma surra de tamanco em meu avô, o que ele considerou o bastante para sair de casa e ir fazer a vida por conta própria.

Consegue imaginar? Fugiu de casa aos sete anos de idade!

Os tempos realmente eram outros. Mas ok, se aparentemente parecemos piorar em alguns aspectos nos dias atuais, certamente melhoramos em outros. Gosto de acreditar, que a vida está sempre melhorando. E, na verdade, está mesmo!

Meu avô, aquele menino ainda franzino, buscou refúgio num porto, perto de onde morava. Conseguiu guarida, trabalhando e dormindo num convés, onde podia continuar admirando as estrelas. Mas não era só o céu que lhe chamava a atenção. No fundo, ele queria mais conhecimento, saber e compreender sobre as coisas da vida. Por isso, mesmo criança e numa situação bastante inusitada, ele começou a pagar sargentos com as poucas moedas que ganhava, para que eles o ensinassem a escrever e fazer contas, pois só assim, um dia, poderia navegar. E navegou!

Dessa forma, conseguiu se educar, ainda que rudimentarmente. Mais tarde, aos dezessete anos, se tornou um homem forte, másculo e com todo o atrevimento e ambição que lhe eram possíveis sentir e alimentar. Meu avô não se contentava com o pouco que tinha, mas parecia estar sempre buscando algo mais.

Um dia, trabalhando em um barco de pesca, ouviu falar sobre o Exército, que lá ele poderia fazer um curso para se tornar sargento. Ele teria cama, roupa e comida, além de poder aprender a escrever melhor. Era tudo o que ele jamais teve, desde que se autoemancipou.

Se desde os sete ele teve que se virar para ter onde dormir e pagar pessoas mais velhas para lhe dar um mínimo de educação, agora ele teria muito mais do que já tinha conseguido até então. Não pensou duas vezes!

Foi para a ESA, Escola de Sargentos das Armas, na cidade de Três Corações, em Minas Gerais. Lá, ele compreendeu que aprenderia bem mais do que escrever e finalmente teria uma profissão de respeito e promissão.

Enfim, se tornou sargento e, mesmo naquela época, continuava curioso, sedento do saber. Forte e sarado como era, foi estudar Educação Física no Exército, aprendeu vários esportes e se especializou em dar aulas. Mas logo veio a guerra.

Sim, meu avô foi para a guerra! Ele participou da invasão de Monte Castelo, vindo a se tornar o reconhecido Sargento Theonas da Rocha.

Para quem não sabe, a conhecida Batalha de Monte Castello aconteceu no final da Segunda Guerra Mundial, entre as tropas aliadas e o Exército Alemão, que trabalhava para conter um avanço no Norte da Itália. E a FEB, Força Expedicionária Brasileira, marcou presença nesse conflito.

Encho o peito de orgulho e suspiro comigo mesmo:

— *Meu avô, sargento Theonas da Rocha, estava lá!*

A batalha arrastou-se por três meses, durante os quais aconteceram seis ataques, com alto número de baixas brasileiras, mas o meu avô voltou como um verdadeiro herói e foi condecorado, por sua participação agressiva durante os ataques.

Se o cara fugiu de casa aos sete anos de idade, porque não concordava com a morte do Dragão por São Jorge todos os dias no mesmo horário e na mesma posição, imagina se ele ia concordar em ser morto num campo de guerra? Ele se tornou o próprio Dragão depois da surra de tamanco, senhoras e senhores!

O tempo ruim da cultura organizacional da guerra era como estar em casa para o meu avô, um passeio motivante, exceto pelos amigos que viu morrer e o fato de ser antes loiro e cabeludo e ter se tornado careca: foi e voltou sem nenhum arranhão.

E assim foi a vida do meu avô por parte de pai. O familiar que ganhou um prêmio de guerra, dava aulas de navegação por estrelas, sabia geografia como poucos e achava que todo tipo de reclamação era frescura.

Uma única vez, eu disse:

— Vô, estou com dor de cabeça!
Ele perguntou:
— Tá vivo?
— Tô!
— Então, está tudo bem, meu filho. Na guerra o importante é estar vivo, o resto a gente vê depois!

Se, de um lado, eu tinha o pai do meu pai como um herói de guerra, porque fugiu de casa aos sete anos, por culpa do Dragão de São Jorge, o pai da minha mãe não ficava para trás.

Eu desconfio até que o número sete tem algum significado na minha família.

Seu Arrão Soares da Rocha, filho de lavradores, também teve que sair de casa aos sete, mas não levou uma surra de tamanco e nem teve que engolir a história do Dragão. Seu pai, meu bisavô, teve doze filhos, começou a ganhar muito dinheiro como fazendeiro, por meio do plantio de café, produção de cachaça e criação de boi. Era muita coisa para cuidar e os filhos tinham que estar preparados.

Então concluiu que para as crianças do sexo masculino havia uma boa opção: o instituto dos americanos, passando antes pelo Mackenzie.

Lá foi o meu avô, um menino de sete anos, da fazenda para o internato em São Paulo. E assim foi a infância do Seu Arrão, passava o ano inteiro no colégio e durante as férias de julho e dezembro ia pra casa. Contava que no internato era um "salve-se quem puder". Mais tarde, foi estudar agronomia no Instituto Gamonn, em Lavras, Minas Gerais. Tornou-se um homem rude, que falava inglês fluentemente, além do francês e espanhol, como lambuja.

E claro, quem passa por uma infância dessas e sai emocionalmente equilibrado é praticamente um sobrevivente de guerra.

— E um salve para meus avôs!

Na mesma época, enquanto um avô estava na guerra, o outro estava fugindo das guerrilhas, ambos homens brutos, um mais culto do que o outro, mas na vida, efetivamente, os dois passaram pela mesma escola: a dureza da realidade!

Essa foi a minha percepção de menino e neto mais velho por parte dos homens. Enquanto o avô paterno, marujo e soldado de guerra era um pouco mais rude, o materno, fazendeiro, agrônomo e político era um pouco mais carinhoso. Do jeito dele, sabia dar mais atenção para as crianças.

Por sorte, eu cresci ao lado dele, aprendendo muito sobre a vida e daquela realidade, na qual eles fizeram escola. Na região de Resende, no Rio de Janeiro, época pós-revolução, ele era de direita, um tanto quanto radical, homem de poucas palavras e sentenças duríssimas, coronel, forte. Vi coisas que se eu contar aqui, até arrepia! E eu juro pelo Dragão de São Jorge e pela Nossa Senhora dos Tamancos que é tudo verdade!

Três meses por ano foi o suficiente para eu compreender a força da minha ancestralidade. Todo ano, eu passava as férias na fazenda, entre janeiro e março. E pensa que eu desejava outra coisa? Jamais!

Com tudo isso, chego finalmente à história do meu pai.

Filho do herói de guerra, marujo e sargento, é claro que ele se tornou um militar não apenas por influência do sargento Theonas, mas também porque não havia muitas opções na época. Além disso, o dinheiro era curto. Meu pai foi para Campinas aos quinze anos e, aos vinte e dois, já era oficial do Exército. Foi subindo de função, uma a uma, até se tornar General de Brigada.

E saiba, que assim como meu avô, não é pouca coisa. Na hierarquia e funções do Exército, há dezenove cargos diferentes, onde a base da pirâmide são os soldados. Depois, pela ordem, vêm os cabossargentos, tenentes, capitães, majores, tenentes-coronéis, coronéis, e os generais.

É bem assim:

1. Soldado
2. Taifeiro
3. Cabo
4. Terceiro-sargento
5. Segundo-sargento
6. Primeiro-sargento
7. Subtenente
8. Aspirante
9. Segundo-tenente
10. Primeiro-tenente
11. Capitão
12. Major
13. Tenente-coronel
14. Coronel
15. General de brigada (aqui está meu pai!)
16. General de divisão
17. General de divisão
18. General de Exército
19. General de Exército escolhido pelo Presidente da República

    Se meu pai foi um homem duro? O que você acha? Ele foi criado por um marujo e herói de guerra!
    Pai de três meninas, além de mim. Sabe o que ele me dizia?
    — Olha, o dinheiro é curto, eu tenho muitas contas para pagar, o que sobrar é para as meninas, porque eu tenho que casar elas. Você se vira!
    Eu preciso dizer quantos anos eu tinha?
    Suspiro e rio ao mesmo tempo:
    — *Sete! Exatamente!*

E se você achou que foi muito, o meu próprio pai me chamar de mulato, pobre e feio, saiba que de onde veio essa, veio muito mais!

Eu estudava numa escola pública, chamada Rosa da Fonseca, onde na frente passava um trem todos os dias, e chacoalhava a escola inteira. Eu pensava que um dia ia ter que submergir dos escombros do teto, para sair vivo dali. Era ao lado da ESAO, a Escola Aperfeiçoamento de Oficiais.

Um dia, meu pai me chamou para almoçar na ESAO, junto com oficiais, e disse:

— *Filho, eu tenho que levar um papo sério com você!*

Eu e ele nos sentamos para comer, e meu pai disse:

— *Sabe esse colégio que você estuda? Dali, só sai lixeiro, limpador de rua e taxista, uma porcaria.*

Eu fiquei sério, olhando para ele com a comida entalada na garganta. Ele continuou:

— *Eu vou conseguir uns livros para você, de um sargento de preparatória do Exército, para você estudar e fazer provas para bolsista.*

A comida até desceu, mas eu continuei mudo, calado e imóvel, pronto para receber mais uma lição:

— *Se você não passar em primeiro lugar e conseguir cem por cento de bolsa, você vai continuar na escola pública!*

Aquilo chegou com uma sentença de morte.

E como dizia meu avô:

— *O importante na guerra é se manter vivo!*

E eu não ia morrer!

E foi aí que veio o deboche, mas naquela época, nem era considerado *bullying* e o diabo a quatro, era só uma boa dose de realidade mesmo:

— *Preste atenção, filho. Você tem três problemas muito sérios. Primeiro, você é mulato. Segundo, você é feio. E terceiro, você é pobre!*

Eu engoli a lição, sem engasgar!

E pasmem: naquela época, nem se pensava em cirurgia plástica ou tratamentos estéticos para melhorar parte dos meus problemas.

Então meu pai continuou e me mostrou qual seria a luz no fim do túnel:

— *Sua única arma é a inteligência, ou você aposta em cultura e na sua inteligência para se sobressair ou vai vender picolé da Kibon!*

Eu até gostava de picolé, mas estava longe de querer ser um vendedor, que passava nas ruas tocando uma buzina horrorosa, para chamar a atenção das crianças. Naquela época, era o melhor marketing que existia.

Entendi a lição, fiquei em pânico!

Meu pai se aprofundou na explicação, dizendo que só tinha o Plano A. Era estudar e passar, sem outra opção.

Desde então, compreendi que, para mim, o alfabeto inteiro se tratava da letra A! Era eu e Deus! Com sorte, com os espíritos dos meus ancestrais me influenciando do lado de lá.

Por isso, me tornei um estudante profissional, o que me levou posteriormente a passar em Medicina direto: passei no primeiro ano do ensino médio, depois no segundo e terceiro. Só não entrei na faculdade antes, com um mandado de segurança, porque ganhava dinheiro como aluno profissional, recebia para fazer prova e era um bom negócio!

Quando passei em Medicina e entrei, vivo, fui para a Federal como aluno bolsista.

— *Ufa!*

Eu sou grato aos meus avôs, tanto o de guerra quanto o fazendeiro, porque foi graças à história de força deles que eu herdei a minha.

O meu avô materno sempre falava que a pior coisa do mundo era homem frouxo. E, em seguida, contava a história do pai dele, de quando ele começou a fazenda e perdeu o braço no moinho de cachaça. Diz a lenda que duas horas depois ele estava lá novamente, trabalhando com o outro braço. E dizia:

— *O que você faz dói mais ou menos do que perder um braço?*

Ninguém se atrevia a responder outra coisa, senão:

— *Dói menos!*

E ele concluía:

— *Então segue em frente!*

Com o tempo, eu ouvia o mesmo do meu pai:

— *Já tem muito frouxo no mundo, Deus precisa de você pra ir além da dor e além do frouxo!*

E a minha infância se passou assim, fui criado por homens muito fortes e por mulheres rudes, mas que ainda entendiam de carinho. Minhas avós sabiam ser carinhosas.

Apesar de eu ter frequentado a igreja evangélica por boa parte da vida e ter tido um bisavô autodidata e espiritualista, que foi um dos fundadores do espiritismo no Brasil, até hoje eu rezo para a Nossa Senhora das Graças! Espiritualidade eclética!

Respiro profundamente e abro os olhos. Fico observando o queimar da vela e volto a pensar com meus botões e minha Nossa Senhora.

Foi por causa dos meus ancestrais que comecei a desejar ser médico, ainda que inconscientemente e com a clareza que tenho agora.

Eu amava meus avós e meus bisavós. Foi com eles que aprendi a gostar dos idosos e a pensar numa longevidade saudável, que naquela época não existia e, por isso, começou a chamar minha atenção tão cedo.

Eu pensava e falava comigo mesmo:

— *Como eu posso ajudar a superar a limitação da idade?*

Todos repetiam na fazenda que os idosos iam enferrujando e eu queria justamente aprender a como não os enferrujar.

Antes de os meus bisavós morrerem, com noventa e poucos anos de idade, eu os vi enferrujar progressivamente, andando de bengala e sendo judiados pela vida.

A afirmação da época é que as pessoas tinham que aceitar a idade, mas eu queria saber como melhorar aquilo tudo.

Se meu avô não aceitou a morte do Dragão todo dia na mesma hora e posição na superfície da lua, por que eu deveria aceitar idosos enferrujando? Não!

Foi o amor às pessoas que mais amei na vida que me levou à medicina regenerativa e para o caminho do envelhecimento saudável, bem mais tarde.

Eu queria eternizar os meus avós. Mas infelizmente esse plano não deu certo. E diante disso, quando adulto, comecei a desbravar o alfabeto inteiro, em busca de tudo o que eu pudesse fazer para outros idosos. E me encantei com a nutrição, endocrinologia, antioxidantes, células-tronco, reparação e regeneração do corpo de todas as formas possíveis.

E eu, finalmente, chego a minha parte da história.

Eu, o mulatinho pobre e feio, fui criado na fazenda, com a parte da família de agrônomos e veterinários, embora hoje, comigo e com meu filho, já sejamos uma família de sete gerações de médicos.

Até os dezesseis anos, eu fui preparado para ser político e fazendeiro. Supostamente, herdaria as fazendas para perpetuar tudo o que meu avô e bisavô realizaram durante suas vidas. Eu cresci, acreditando que ia administrar o campo. E eu era completamente apaixonado por aquela fazenda.

Por sorte, ao mesmo tempo que eu sonhava com aquele futuro, na casa sede da fazenda, havia um gabinete, onde dois tios, um médico e outro dentista, atendiam os funcionários nos finais de semana.

Eu, ainda moleque, entrava e queria ajudar o tio médico. Ele me olhava e achava graça, já que eu era a única criança que queria estar ali. Brincar? Imagina! Eu tinha que estudar, tinha pavor da ideia de vender picolés, buzinando pelo bairro. O som daquela buzina era o meu maior incentivador dentro da minha cabeça.

Tudo que caía na minha mão, eu lia: desde as revistinhas Seleções, até livros em francês, que tinham sido do meu trisavô, que se formou em Medicina na França. Ele foi um dos primeiros médicos a cunhar que o alcoolismo era doença. Por esse motivo, teve o título de médico caçado pelo imperador, que era alcoólatra, mas meu trisavô conseguiu provar que estava certo. Mais tarde, ironicamente, morreu alcoólatra.

Eu comecei a aprender francês para ler os antigos livros do meu trisavô. Era tudo que eu tinha, apesar de serem livros de mil, oitocentos e bolinha. E isso foi em torno dos meus treze anos de idade.

Então, o meu pior pesadelo aconteceu. Não cortaram o meu braço e eu não morri na guerra, mas doeu: meu avô, muito cansado, começou a desenvolver um câncer e decidiu vender a fazenda, minha maior paixão. Eu tinha dezesseis anos, e finalmente compreendi o que era um trauma.

Eu, que dizia que ia tomar conta da fazenda e triplicar o valor dela, decidi fugir igual ao meu avô marujo, só que a minha fuga foi da realidade, aos dezesseis anos de idade. E eu fui longe.

Peguei o dinheiro que tinha guardado, criando bois e cavalos, e fui conhecer o mundo: Estados Unidos, Canadá e Europa.

Nos Estados Unidos, em Providence, Rhode Island, fiquei na casa de um tio, um renomado matemático, que fez parte de um projeto importantíssimo da Nasa, mas essa é outra história. Lá, tive a oportunidade de praticar esportes na Brown University, visitando o curso de Medicina, locais de pesquisas e ambulatórios.

Em seguida, fui para o Canadá, era 1976 e as Olimpíadas estavam para acontecer em Montreal. Durante um treino de natação, escutei a conversa de um técnico com um treinador:

— *Como é a preparação dos atletas?*

— Uma dieta balanceada é essencial para não agredir o corpo, regularização dos exercícios...

Eles falaram sobre uma teoria de antioxidantes, que não entendi na hora, mas posteriormente fui pesquisar sobre o tema e os tais radicais livres.

Eu imediatamente pensei nos meus avós e achei que talvez aquela teoria pudesse ser aplicada nos idosos.

Depois dessa viagem, ainda traumatizado com a venda da fazenda, decidi ser médico. Se não ia mais administrar o lugar que era o meu preferido em todo o mundo, então ia descobrir uma forma de não deixar os idosos enferrujarem até a morte.

De cara, a endocrinologia me chamou a atenção, eu já me sentia atraído e apaixonado por obesidade, acreditava que o excesso de peso era uma doença, quando diziam que não passava de sem-vergonhice. A conta não batia para mim. Foi quando eu comecei a cunhar minha tese sobre compulsão por hidrato de carbono, que se comprovou anos mais tarde, quando defendi a minha tese na Sociedade Brasileira de Psiquiatria.

Eu sabia que as pessoas não comiam por fome, na época o *bullying* era um rito social, mas eu tinha certeza de que havia uma dependência química por trás daquela compulsão.

Ainda antes de defender a minha tese, fui para a Europa estudar e me aperfeiçoar. Em Londres, aos vinte e quatro anos de idade, fui trabalhar no que, lá, eles chamam de *Farm*, pequenas fazendas que mais se parecem com asilos de idosos, dementes, depressivos, obesos e pessoas para as quais a sociedade não encontrava uma solução. Em palavras rudes: era um depósito de pessoas supostamente enfermas, mas não era bem assim.

Eu atuei clandestinamente como enfermeiro, era um subemprego, já que meu diploma não era reconhecido no país, mas, ainda assim, tive uma das experiências mais significantes do início da minha carreira.

A *Farm* tinha sofás de feltro, muitos tapetes espessos, vários idosos inertes com cobertores de lãs, inchados e avermelhados.

— *What the hell...?*

De cara, eu percebi que o problema era excesso de ácaro no ambiente, isso provavelmente causava inflamação nos idosos e, consequentemente, eles estavam com os organismos lotados de corticoides.

Um idoso em especial me chamou a atenção, de origem judaica e que tinha sido banqueiro, naquele momento, com o banco presidido pelo filho. Mister Robert, 79, estava numa cadeira de rodas, com uma coberta sobre as pernas. Eu me concentrei nele, para entender o problema, e descobri que ele não tinha nada. Como o seu quarto era longe da sala, então o colocaram na cadeira, para sua comodidade, e ele nunca mais andou: zona de conforto.

Aquilo gritou na minha cabeça e eu dei início a uma revolução dentro da *Farm*: retirei os tapetes e cobertores, desliguei o aquecedor, tirei os idosos da sala e fiz com que eles andassem e praticassem atividade ao ar livre.

Como do lado da *Farm* tinha um haras pequeno, de cerca de trinta 30 mil metros quadrados, a apenas cento e oitenta metros dali, eu propus que todos caminhassem até lá, para escovar os cavalos, e argumentei que o cheiro faria bem a eles, bem como estar com os animais.

Eu virei uma excentricidade:

— *Look there, the crazy Brazilian Doctor!*

Mas não me importei, comecei a andar com os idosos até o haras, dava água para os cavalos junto com eles e convenci o gerente da *Farm* a trocar o estofamento dos sofás, deixar as janelas abertas, mudar o material de limpeza e permitir ventilação nos quartos.

O resultado foi a diminuição do uso de corticoides e anti-inflamatórios. Inseri doses diárias de Vitaminas C, D, E e chás naturais, e o resultado foi a saúde deles melhorando visivelmente.

Robert ou Bob, como eu passei a chamá-lo, tinha tipo de pele um, que é extremamente branca, enquanto eu, o mulatinho pobre e feio, era tipo três. Daí para o *bullying* se tornar europeu foi um pulo:

— Hey, gold slave, let's go for a walking!

— Hey, Bob! Your gold slave will become your gold dream!

Eu me tornei escravo! Escravo não! *The gold slave*, que é mais chique!

Um dia, voltando do haras com o Bob, vi dois veículos *Roll-Royce* e um homem assustado, olhando em nossa direção.

Era o filho do Bob:

— Dad, what are you doing?

— Hey, son, I brush the horses two times a day now, the funniest thing ever, thanks to my gold slave here.

E apontou para mim. Bob também pescava num laguinho em frente à *Farm*, o que mais gostava de fazer quando era jovem, e motivado por mim, retomou em sua rotina diária, mesmo quando todos pensavam que ele mal podia andar.

O filho ficou surpreso, achou que o pai não caminhava mais, já que não o via andar há cerca de dois anos. Quando, na verdade, o Bob só estava na lei do desuso.

Era contra tudo isso que eu queria trabalhar. Eu não salvei a vida dos meus avós, mas iria melhorar a vida de muita gente, antes de passar o bastão.

Outra coisa que me chamava a atenção, já naquela época, eram as idades de Londres e Paris. Essas cidades têm cerca de mil anos a mais do que o Rio de Janeiro, porém elas não parecem cidades velhas, mas cidades antigas, enquanto o centro do Rio é novo, mas parece velho. Ou seja, se a gente cuida de um portão de ferro, ele não enferruja. Isso podia se aplicar aos idosos: eles têm que ser cuidados com antioxidantes! Bingo!

Hoje, a minha paixão pelo envelhecimento saudável veio a se tornar uma iniciativa médico empresarial de hotéis para idosos, diferente de lugares comuns, que colocam vários idosos em um único espaço, nesses hotéis existem suítes individuais, onde o idoso é estimulado a viver. A *Farm* e a vida que renasceu no Bob jamais saíram de dentro de mim! Só aumentaram de tamanho, para acolher mais pessoas e dar mais vida a quem precisa e merece.

Quem fica na zona de conforto é cadeira e sofá, a vida é superar desafios como: preguiça, dor, fazer exercícios, deixar de comer algumas coisas etc.

Eu me envolvi com a terceira idade porque sei que tem pessoas velhas de trinta e nove anos de idade, bem como jovens de oitenta e dois. É preciso saber envelhecer, dizer para as pessoas que a idade é algo mental e funcional, aquilo que se permite que o corpo se torne.

Somos e envelhecemos, de acordo com o que decidimos ser. Atuais pesquisadores afirmam que vamos chegar aos cento e vinte anos de idade com saúde e alegria.

Temos que pedir a Deus, que saibamos nos ouvir, antes que uma tragédia nos aconteça, se a gente entende o que faz bem e trata da alimentação e se cuida diariamente, nós nunca seremos velhos, mas seremos como o centro de Paris: antigos!

Foi a partir dessas memórias vívidas que eu comecei a montar um projeto de referência hospitalar para ser construído em Brasília, pois é inadmissível, a meu ver, que o centro de nosso país não tenha um hospital à altura do que se tem na cidade de São Paulo, acaba-se utilizando a ponte aérea para todo caso grave e emergência.

Esse projeto é um centro integrado internacional de medicina especializada, que acaba de ser aceito na capital, já com contrato assinado pelo governador e tudo mais.

O centro integrado inclui quatro grandes marcas americanas de hospitais com uma infraestrutura gigante e medicina considerada de primeira em todo o mundo.

Temos quatorze das melhores clínicas internas, ranqueadas pelos Estados Unidos, como: oncologia, cardiologia, pneumologia, dentre outros. É o Projeto Longevidade Saudável, trazendo saúde para todos.

— *Ahhhhh.*

Eu me espreguiço na cadeira e vejo que a vela está quase inteira queimada.

— *Pois é, minha Nossa Senhora.*

Penso de novo comigo mesmo.

O garoto criado no subúrbio do Rio de Janeiro, para ser caboclo à beira do Rio Pirapitinga, está aqui agora, pronto para passar o bastão.

Posso sentir o meu avô, ao meu lado, me dizendo baixinho:

— *Deus pune enriquecendo as pessoas, meu filho. Tem que saber para que serve o dinheiro, para fazer bem aos que estão acerca de nós.*

Respiro profundamente e falo com o restinho de vela:

— *Acho que estou orgulhoso, minha Nossa Senhora! Eu posso?*

Seu pequeno mulato, pobre e feio conseguiu trazer para a capital do país a maior obra, depois da própria construção de Brasília. Um projeto de 5,7 bilhões de reais, com 2 hotéis, centro de convenções para 8.000 pessoas, anfiteatro para 1.500, farmácia, num espaço de 300 mil metros quadrados.

Já dizia meu avô:

— *A vida é uma corrida de bastão, e nós temos que saber passar o bastão com elegância!*

Durante toda a minha vida, eu entendi que não é apenas como você corre com o bastão, mas também sobre como você colabora e o passa adiante para quem vem depois.

Quando eu criei o Grupo Integrado de Medicina Regenerativa na Bahia, no início desse ano, junto a um grupo de primeiríssima, eu ensinei todos os protocolos de células-tronco, que criei e disse:

— *Eu fiz um bolo de coco e agora compartilho com chefs franceses, que vão aperfeiçoar a minha receita!*

Isso é passar o bastão com elegância. Saber que eu não fui o primeiro e não serei o último. O objetivo da vida é passar o conhecimento além, com humildade, sendo mulato, pobre, feio, *gold slave* ou médico, estamos todos a favor da vida!

— *Obrigado, minha Nossa Senhora, por onde eu cheguei.*

De onde meus avôs estiverem, que eles possam sentir orgulho.

— *E se um dia eu sucumbir, manda um gold slave para mim!*

Embora eu não ache que estou ficando velho... estou apenas me tornando Paris!

Eu me levanto e assopro a chama. Sigo para a cama e vou dormir. Suspiro:

— *Amanhã é um novo dia!*

E todo dia se mata um Dragão, mas meu avô tinha razão: nunca é o mesmo Dragão, nem na mesma posição e nem no mesmo horário!

— *Boa noite, minha Nossa Senhora!*

CÉLULAS-TRONCO

— *Vamos fazer aplicação de células-tronco, Dona Sofia!*
— *Células-tronco, Tércio? Para quê?*
A olho com carinho e pergunto:
— *A senhora não quer se livrar desse cansaço e renovar seus joelhos, sem cirurgia?*
— *Quero, mas...*
Faço sinal de calma com as mãos e continuo:
— *As células-tronco vão devolver toda a vitalidade que a senhora perdeu com o passar dos anos.*
Ela me olha e entorta o pescoço:
— *Mas e os joelhos?*
Eu sorrio:
— *Os joelhos também. Vamos renovar a senhora inteira, por dentro e por fora.*
Ela suspira, aliviada.
— *Não se preocupe, dona Sofia, as células-tronco representam a luz no fim do túnel, que a senhora tanto procurava.*
— *Obrigada, Doutor!*
— *De nada!*

Afinal, o que são as células-tronco?
As células-tronco surgem no ser humano na fase embrionária e, após o nascimento, alguns órgãos guardam dentro de si uma pequena

quantidade de Células-tronco, que serão responsáveis pela renovação constante desse órgão, durante a vida. Essas células atuam como agentes renovadoras do corpo no decorrer da existência.

Na medicina regenerativa é uma ferramenta poderosíssima, pois serve para restaurar um órgão que esteja necessitado, como o coração, além de patologias como o Mal de Parkinson, Alzheimer e doenças degenerativas.

As células-tronco obtidas a partir do tecido do cordão umbilical, são células jovens que potencialmente têm melhores capacidades regenerativas do que as células adultas. Essas células podem ser usadas para tratar diversas patologias sem a necessidade de o paciente passar por uma cirurgia prévia para obtenção das células. São células prontas para serem aplicadas, não geram rejeição dada a sua capacidade intrínseca de modular o sistema imunológico.

Vários tratamentos são feitos atualmente com o uso de células-tronco, como: *Anti-aging*, Traumatologia, Urologia, Cardiologia, processos de regeneração, estética, melhora do sono, do humor e da qualidade de vida dos pacientes em geral.

As células-tronco possuem inteligência própria e atuam em todo o organismo exatamente onde ele precisa e na quantidade certa, algo que seria impossível para qualquer medicamento. As células-tronco vão aonde o paciente nem sabe que ele necessita, prevenindo problemas que ele poderia ter futuramente, se não optasse pelo tratamento.

Os efeitos começam a ser percebidos três meses após a aplicação endovenosa e imediatamente quando aplicada localmente. Os resultados são a regeneração e rejuvenescimento do indivíduo, qualidade de sono, tonificação muscular, condicionamento físico e até mesmo o bom humor, pois tudo melhora.

Os tratamentos com células-tronco representam o futuro da humanidade no que diz respeito a forma como iremos cuidar de nossa saúde daqui para frente: sem efeitos colaterais, atuando somente no necessário e com total qualidade de vida para todo e qualquer paciente.

A vida finalmente plena!

MILAGRES DO CDB

— Tércio, a mulher está desesperada, não dorme há três meses. O que eu faço?

Ouço esse pedido num fim de tarde e respondo tranquilamente ao amigo:

— Fala para ela tomar CDB, que vai resolver o problema no mesmo dia.

— CDB?

— Sim, eu tenho um aqui comigo.

Com isso, minutos depois a paciente está de frente para mim, visivelmente cansada e confusa:

— Eu quero dormir, Dr. Tércio, pelo amor de Deus!

Eu rio:

— Pois hoje mesmo a senhora vai dormir!

Sugiro que ela tome 10 gotas, três vezes, à noite: em torno das 18h, 20h e quando for para a cama.

No dia seguinte, pergunto:

— E então, como passou a noite?

— Desmaiei. Perdi a hora, porque só acordei às 9h da manhã, porém me sentindo maravilhosa.

Ela ri de tanta satisfação.

Faço um ajuste de horário, para que ela não perca mais nenhum compromisso:

— Agora vai ser em torno das 16, 18h e 20h. Assim, às 21h a senhora estará dormindo e às 7h da manhã, já estará de pé, linda e maravilhosa.

"Sua mudança de humor é notável!"
— Eu nunca mais vou parar de tomar CDB, Doutor! Obrigada!

O caso citado é verídico e aconteceu há pouco tempo, mas não foi a única vez. Pessoas que sofrem de insônia, ansiedade, compulsão, enxaqueca crônica e tantos outros problemas têm recorrido cada vez mais ao uso de CDB, porque ele simplesmente funciona, não tem efeitos colaterais e melhora a vida dos pacientes e do meu trabalho como um todo.
Como?
Bom, em primeiro lugar, o CBD, substância mais conhecida como canabidiol, é um dos compostos encontrados na cannabis, que possui inúmeras propriedades terapêuticas e vem sendo utilizado para melhorar a qualidade de vida das pessoas. Diferentemente do THC (tetra-hidrocanabinol), o principal composto psicoativo da cannabis, ele não causa efeitos indesejados.
Além disso, várias pesquisas científicas têm se mostrado promissoras no que diz respeito ao uso do CDB.
São muitos os benefícios:

- **Alívio da dor:** o CBD alivia a dor crônica, incluindo dores articulares, musculares, enxaquecas e dores como artrite.
- **Redução da ansiedade e do estresse:** o CBD reduz significativamente os sintomas de ansiedade, estresse e melhora a qualidade do sono.
- **Melhoria do bem-estar mental:** o CBD melhora o humor, reduz os sintomas de depressão e ansiedade, e tem efeitos neuro protetores.
- **Suporte ao sistema imunológico:** estudos indicam que o CBD ajuda a modular o sistema imunológico, fornecendo suporte ao equilíbrio do corpo e ao funcionamento saudável.

- **Propriedades anti-inflamatórias:** o CBD possui propriedades anti-inflamatórias, o que pode é útil no alívio de inflamações relacionadas a artrite e doenças inflamatórias intestinais.
- **Esquizofrenia:** potencial para reduzir os sintomas psicóticos. Ajuda no equilíbrio do humor e na melhoria da cognição.
- **Mal de Parkinson:** alívio dos tremores e da rigidez muscular. Possui propriedades neuro protetoras que auxiliam na proteção das células cerebrais.
- **Epilepsia:** eficaz no controle de convulsões em certos tipos de epilepsia.
- **Alzheimer:** possui propriedades neuro protetoras e anti-inflamatórias que ajudam a retardar a progressão da doença. Possui potencial para melhorar a cognição e a memória.
- **Enxaqueca:** reduz a intensidade e a frequência das enxaquecas.
- **Hipertensão:** potencial redução da pressão arterial elevada. Possui propriedades antioxidantes e anti-inflamatórias benéficas para a saúde cardiovascular.
- **Transtorno do espectro autista:** reduz comportamentos repetitivos e melhora a comunicação social. Auxilia na redução da ansiedade e na melhora do sono em indivíduos autista.
- **Fibromialgia:** alivia a dor crônica e sintomas relacionados à fibromialgia. Ajuda no relaxamento muscular e no alívio da inflamação.
- **TDAH:** melhora a concentração, reduzindo a hiperatividade e promovendo calma.

Em segundo lugar, o CDB tem sido fundamental no meu trabalho com a Medicina Regenerativa, pois ele prepara o corpo do paciente para receber as células-tronco.

É como um canteiro, que precisa estar preparado para receber as sementes! Este é o papel do CDB no meu dia a dia. E com excelentes resultados!

O paciente começa a usar o CDB uma semana antes da administração das células-tronco, o que reduz sua ansiedade, faz com que o cortisol e o sono se tornem regulares e a pessoa chega descansada para o início do tratamento.

Outra vantagem do CDB é que ele regula a compulsão por cigarro, comida, bebida ou até de uma droga mais forte e uma semana depois, a compulsão está praticamente zerada.

São várias as formulações do CDB e para cada caso há um uso indicado. O CDB faz parte de todos os meus tratamentos com células-tronco. Alguns são administrados via oral, outros via local ou de ambas as formas.

Ele se tornou fundamental no processo da Medicina Regenerativa, mas acredito que deveria ser utilizado em todas as áreas da medicina, uma vez que promove qualidade de vida, sem efeitos colaterais!

CDB não apenas restaura a saúde, mas proporciona bem-estar, satisfação e uma vida mais feliz!

ANTI-AGING

Um paciente me conta, todo feliz:
— Eles colocaram uma vela de 45 anos em cima do meu bolo, Doutor!
— 45? Mas você fez 60!
— Eu sei, mas eles ainda não acreditam na mudança da minha aparência.
Não resisto:
— Eu sei, há cinco anos você estava acabado, meu caro.
Eu rio.
— Graças a você, Tércio, tudo mudou.
— A mim, não. A sua decisão de mudar de vida.
Ele suspira e entrelaça as mãos na frente do corpo.
Ficamos em silêncio alguns segundos, até que ele retoma a fala:
— Não fossem os produtos que você me receitou e a mudança do estilo de vida, nem sei com que cara eu estaria hoje.
— Cara de acabado!
Rimos juntos e seguimos nossa consulta.

Tenho muitos pacientes que chegam em meu consultório aparentando ter uma idade a mais da que possuem, além de estarem cansados, sem ânimo e sem vida. A primeira coisa que eu indico é consciência: é preciso construir autocuidado. Não há mais desculpas sobre falta de conhecimento que justifiquem uma pessoa não cuidar da saúde, o que reflete diretamente em sua aparência física e estado mental.

O envelhecimento tem deixado de ser um bicho de sete cabeças já há algum tempo, com o avanço do conhecimento e da tecnologia. A área da saúde que trabalha com o antienvelhecimento não para de crescer e de se atualizar, envelhecer está se tornando algo natural e com qualidade de vida em todos os sentidos. E não se trata só de saúde, mas de se sentir bem com a própria aparência em qualquer fase da vida. Isso é totalmente possível!

O *anti-aging* oferece tratamentos que previnem e retardam sinais relacionados ao envelhecimento, com facilidade, deixando de ser algo relacionado apenas a idade de um paciente, mas ao seu estilo de vida. Esse processo considera a forma como a pessoa se alimenta, se exercita, que substâncias tem ingerido e que substâncias faltam para ingerir para nutrir o seu corpo da forma mais eficiente possível.

O ser humano começa a envelhecer em torno dos 25 anos de idade, quando a pele perde elastina, ácido hialurônico e colágeno. Para isso, o tratamento é simples, baseado em uso de cápsulas, sachês e vários produtos como suplementos, cremes e outros que retardam o processo natural da vida.

O estilo de vida é fundamental para que o tratamento funcione, não basta se investir em produtos, quando se alimenta mal, não dorme, faz ingestão excessiva de álcool e não se exercita fisicamente. Tudo funciona em conjunto.

Os produtos *anti-aging* contém ativos antioxidantes, que atuam nos radicais livres, responsáveis pela formação de rugas, que também produzem ressecamento, perda da elasticidade e descoloração, neutralizando sua quantidade e reparando os prejuízos causados por elas.

Os ativos antioxidantes *anti-aging* mais recomendados e que deveriam ser utilizados todos os dias são: o NMN, NADH, o Resveratrol, CO Q 10, Ômega 3 de 1.000mg, Magnésio quelado e Glycoxil. Além do Licopeno e Betacaroteno, Flavonoides, Retinol (Vitamina A), Ácido Ascórbico (Vitamina C), Tocoferóis (Vitamina E), Selênio, Peptídeos, Ceramidas, Ácidos Alfa-Hidroxi, dentre outros. Eles atuam na remoção de células mortas e na regeneração da pele, redução de linhas de expressão, manchas, cicatrizes e estimulam a produção de colágeno e elastina.

Todos esses ingredientes ativos prolongam a vida e melhoram a sua qualidade em todos os sentidos.

É o se sentir bem em qualquer momento da vida, feliz, com vitalidade e sem preocupação com doenças ou mal-estar.

O elixir da vida!

SOROTERAPIA

— Dr. Tércio, eu fiz uma cirurgia bariátrica e perdi cinquenta quilos, estou feliz com meu peso, mas me sinto cansada o tempo todo.
— Soroterapia, minha cara!
— Como assim?
— Seu corpo precisa de nutrição e é já!
Explico à paciente os milagres da Soroterapia e avalio seus exames para decidir o melhor protocolo para ela.
Poucas semanas depois, ela volta:
— Eu quero mais, Doutor!
Eu rio:
— Ué, não está mais cansada?
Agora ela fala sorrindo:
— Eu nunca mais me senti cansada, me sinto como se tivesse vinte anos.
A paciente me encara visivelmente emocionada e confessa:
— Eu até me apaixonei, doutor...
— Está amando?
Ela esconde o olhar, como se tivesse dito algo constrangedor.
Questiono:
— Qual é o problema? Não está feliz?
Ela me olha outra vez:
— Eu não pensei que fosse me sentir jovem depois dos cinquenta e que ainda pudesse viver um grande amor...
— O amor não tem idade, Ana...
Ela pega minha mão:
— Obrigada por mudar a minha vida, Tércio!

Retribuo sorrindo e aperto sua mão:
— *Bora, para mais uma Soroterapia?*
Eu rio e agradeço internamente, por poder promover tantas transformações na vida das pessoas.
"Obrigado, meu Deus!"

Afinal, o que é a Soroterapia?
Mais um produto da moda?
Bem mais do que isso! Uma inovação do bem-estar, da saúde e da forma como vamos cuidar de nosso corpo daqui para frente, sem possibilidade de retorno.

A Soroterapia é um procedimento simples que traz equilíbrio ao organismo porque promove o fortalecimento do sistema imunológico. Cada paciente recebe um soro fisiológico protocolado e individual, sob medida para suas necessidades. As consequências dessa aplicação podem ser percebidas em poucas semanas. São vários protocolos já existentes, dentre eles, os que geram bem-estar, imunidade, redução do cansaço, melhora do sono, ganho de massa magra e até mesmo emagrecimento.

A sua aplicação é endovenosa ou intramuscular e age na corrente sanguínea através de uma quantidade significativa de nutrientes como vitaminas, minerais e aminoácidos. A frequência de procedimentos ocorre de acordo com cada paciente, podendo ser semanal, quinzenal ou mensal.

A Soroterapia é usada por pessoas que apresentam falta de vitaminas ou minerais, ainda quem deseja realizar uma desintoxicação, hidratação da pele, ganho de massa, emagrecimento, melhora do sono, melhora do sistema imunológico ou simplesmente uma prevenção do envelhecimento. Dentre várias substâncias, as mais comuns nos Protocolos são os antioxidantes, Vitamina C, minerais, Magnésio, Zinco, Ferro, aminoácidos e complexos vitamínicos.

A Soroterapia é um auxílio para a saúde de um modo geral, para o bem-estar, beleza e toda a vida do paciente, porque ele melhora o seu corpo como um todo.

No caso da Medicina Regenerativa, a Soroterapia se tornou essencial, porque um corpo saudável e bem preparado com nutrientes tem melhores condições de absorver as células-tronco e apresentar um resultado muito melhor durante o tratamento.

A Soroterapia prepara o corpo para as células entrarem no organismo, pois elas agem nutrindo o corpo com vitaminas, minerais e aminoácidos. Com isso, com um corpo mais nutrido, ele se torna mais apto a receber as células-tronco.

Muitos não sabem, mas depois dos dezessete anos de idade, nem tudo que comemos é absorvido pelo organismo como antes e o percentual de absorção de nutrientes diminui gradativamente conforme envelhecemos.

Por isso o uso da Soroterapia é o que irá garantir cem por cento da ação das células-tronco e elevar o tratamento ao seu máximo potencial.

Os pacientes melhoram em todos os sentidos, porque elevam a qualidade de sua saúde, bem-estar e com isso sua alegria, juventude, humor e tudo mais.

Se antes havia cansaço, irritabilidade, enxaqueca persistente, depressão, compulsão alimentar, com a Soroterapia, tudo vai embora gradativamente.

As pessoas mudam da água para o vinho!

E até se apaixonam outra vez: por alguém, pela vida e por elas mesmas!